Jacob

Therapie-Tools
Schwierige Therapieverläufe

AF704961

E-Book inside auf psychotherapie.tools

Mit dem untenstehenden Download-Code erhalten Sie dieses Buch als E-Book im PDF-Format. Hierfür ist eine Registrierung auf www.psychotherapie.tools notwendig:

1. www.psychotherapie.tools/e-book-inside öffnen.
2. Code eingeben.
3. Auf »Freischalt-Code einlösen« klicken.
   Der Code ist einmal gültig.
4. Im Warenkorb auf »Zur Kasse« klicken
   und Vorgang nach Login abschließen.

Das E-Book steht Ihnen in Ihrem Kundenkonto unter »Mein Material« zur Verfügung. Es ist ausschließlich für den persönlichen Gebrauch einer einzelnen Person bestimmt.

Für Institutionen und Teams bieten wir gestaffelte Mehrplatz-Lizenzen an, die sich an der Zahl Ihrer Nutzer:innen orientieren. Kontaktieren Sie uns unter vertrieb-psychotherapie.tools@beltz.de und sichern Sie sich Ihre Mehrplatz-Lizenz!

96FBFF8F6X

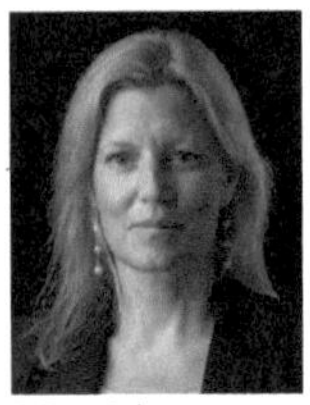

© Foto: Raimar von Wienskowski

PD Dr. Gitta Jacob, Psychologische Psychotherapeutin. Seit 2013 leitende Psychotherapeutin bei der GAIA AG Hamburg. Von 2010 bis 2013 in der Abteilung Klinische Psychologie und Psychotherapie, Universität Freiburg. Von 2002 bis 2010 klinische und wissenschaftliche Tätigkeit an der Abteilung für Psychiatrie und Psychotherapie, Uniklinik Freiburg.
Supervisorin für Verhaltenstherapie, zertifizierte Schematherapeutin, langjährige Dozententätigkeit zu den Themen Schematherapie, emotionsfokussierte Techniken, schwierige Situationen in der Psychotherapie, Borderline-Persönlichkeitsstörung.

Gitta Jacob

Therapie-Tools Schwierige Therapieverläufe

Nonresponse, Widerstand, mangelnder Therapieerfolg

Mit E-Book inside und Arbeitsmaterial

BELTZ

PD Dr. Gitta Jacob
GAIA
Hans-Henny-Jahnn-Weg 53
22085 Hamburg

FSC www.fsc.org MIX Papier | Fördert gute Waldnutzung FSC® C089473

Dieses Buch ist erhältlich als:
ISBN 978-3-621-29031-9 Print
ISBN 978-3-621-29029-6 E-Book (PDF)

1. Auflage 2023

Beltz Verlagsgruppe GmbH & Co. KG
Werderstraße 10, 69469 Weinheim
service@beltz.de

Lektorat: Andrea Glomb
Umschlagbild: Lina Marie Oberdorfer

Herstellung: Victoria Larson
Satz: Markus Schmitz, Altenberge
Gesamtherstellung: Beltz Grafische Betriebe, Bad Langensalza
Beltz Grafische Betriebe ist ein Unternehmen mit finanziellem Klimabeitrag (ID 15985-2104-1001).
Printed in Germany

Weitere Informationen zu unseren Autor_innen und Titeln finden Sie unter: www.beltz.de

Inhalt

Verzeichnis der Arbeits- und Informationsblätter

Vorwort

Die meisten Anleitungen, Lehrmaterialien, Supervisionen etc. zur Psychotherapie gehen davon aus, dass Psychotherapie hilft, wenn man die therapeutischen Techniken nur richtig durchführt. Das ist aber nicht zutreffend. Zum einen gibt es Patientinnen, bei denen die Techniken nicht funktionieren, die sie abwehren oder überall das Haar in der Suppe finden. Zudem ist empirisch völlig klar, dass manche Menschen von Therapie profitieren, viele aber auch nicht. In Studien wird dies zum Beispiel gespiegelt durch die »Number needed to treat« – also die Zahl an Patientinnen, die behandelt werden müssen, damit eine davon sich verbessert.

Diejenigen, die nicht profitieren, werden oft als »schwierige Patientinnen« oder auch als Patientinnen mit einem schwierigen Therapieverlauf wahrgenommen. Obwohl sich die Therapeutin Mühe gibt, die richtigen Informationen zu vermitteln und die richtigen Techniken einzusetzen, profitieren diese Patientinnen nicht davon. Das kann verschiedene Gründe haben, die teilweise recht offensichtlich und nachvollziehbar sind. Oft bleibt es jedoch auch erstaunlich und unklar, warum eine Patientin, deren Therapeutin zu Beginn der Behandlung eigentlich recht optimistisch war, nicht auf die Behandlung anspricht.

In dieses Buch sind die Erfahrungen aus vielen Jahren Therapiepraxis, aber auch aus der Weiterbildung und Supervision eingeflossen. Ich danke allen Workshopteilnehmerinnen und Supervisorinnen, die ihre Gedanken und Fälle zu diesem Thema mit mir geteilt haben und weiterhin teilen. Ich danke all meinen Patientinnen, von denen ich viele interessante und hilfreiche Rückmeldungen bekomme, wenn ich daran denke, danach zu fragen. Ein ganz großer Dank geht an meine Kolleginnen Ilka Dunkel und Daniela Schneider für ihre genaue Durchsicht und Rückmeldungen zum Manuskript. Mit dem Beltz-Verlag hat die Zusammenarbeit, vor allem mit Svenja Wahl und Andrea Glomb, wie immer sehr viel Spaß gemacht, auch dafür herzlichen Dank.

Hamburg, im Sommer 2023 *Gitta Jacob*

1 Einführung

Im Einzelfall ist es zum Zeitpunkt der Vorstellung eines Patienten in den meisten Fällen nicht sicher einzuschätzen, ob es sich hier um einen Fall handelt, der wahrscheinlich keine gute Response auf die Therapie zeigen wird. Allerdings gibt es einige prädiktive Faktoren für den (mangelnden) Therapieerfolg – wenn einer oder mehrerer dieser Faktoren in hohem Maß gegeben ist, können Sie durchaus von Anfang an verhalten in Ihrem Optimismus sein.

Neben empirisch ermittelten Prädiktoren lassen sich schwierige Verläufe oft anhand der Widerstandsmuster oder Vermeidungsmotive der Patienten gut verstehen. Nicht selten haben wir es hier mit Patienten zu tun, die aus einer gewissen Perspektive »nicht gut werden dürfen«. Diese Faktoren überschneiden sich mit den bereits genannten prädiktiven Faktoren, lassen sich aber individuell sehr vertiefen, wenn der Fall aus einer psychodynamischen oder lebensgeschichtlichen Perspektive analysiert wird. Um all diese Fragen geht es in Kapitel 2 »Problematische Faktoren analysieren«.

Wenn wir feststellen, dass ein Patient einen schwierigen Therapieverlauf zeigt, dann stellt sich natürlich die Frage, was damit zu tun ist. Therapeuten sind es gewöhnt, alle den Patienten betreffenden Themen auch mit diesem zu besprechen und in manchen Fällen ist das bei geringer Therapieresponse sicherlich auch sinnvoll – gerade wenn das Ruder sich vielleicht doch noch herumreißen lassen könnte. Allerdings kann es in manchen Fällen auch günstiger erscheinen, die geringe Therapieresponse gar nicht unbedingt ausführlich zu thematisieren. Darum geht es im letzten Informationsblatt des Kapitels.

Wenn Sie zu dem Schluss kommen, dass Sie den schwierigen Therapieverlauf mit dem Patienten adressieren möchten, dann kann hier viel Einsatz, Engagement und eine sehr gezielte Steuerung des Gesprächs nötig sein. Denn wir haben es ja mit Fällen zu tun, denen das in Therapien eher übliche sokratische oder nondirektive Vorgehen nicht hilft. Viele Hinweise und Vorschläge, wie Sie gut durch solche Gespräche navigieren können, finden Sie in Kapitel 3 »Problematische Muster thematisieren«.

Dabei wäre es kein realistischer Anspruch, alle schwierigen Verläufe in erfolgreiche Therapien zu verwandeln, nur weil man sie kompetent mit dem Patienten disputiert. Viele Patienten bleiben Nonresponder, völlig unabhängig davon, wie gut der Therapeut mit ihnen arbeitet. Das bedeutet jedoch nicht, dass diesen Patienten gar nicht geholfen werden kann. Um mögliche weitere Unterstützungsmöglichkeiten für Patienten, die auf Psychotherapie im engeren Sinne nicht reagieren, geht es deshalb in Kapitel 4 »Wenn Psychotherapie nicht funktioniert«.

Wenn Sie zu dem Punkt gekommen sind, dass weitere Therapie nicht sinnvoll ist, weil der Patient darauf einfach nicht gut reagiert, und/oder weil weitere Angebote ausgeschöpft sind, ist der nächste logische Schritt der Abschluss der Therapie. Im günstigsten Fall können Sie sich darauf mit dem Patienten gut einigen. Manche Patienten hängen aber auch so sehr an der Therapie, dass sie sie nicht beenden möchten. Hilfen für diese Situation finden Sie in Kapitel 5 »Psychotherapie beenden«.

Last but not least muss auch die Seite der Psychotherapeuten in diesen Verläufen berücksichtigt werden. Zum einen fehlt oft das Training, Nonresponder zu identifizieren und angemessen mit ihnen umzugehen. Zum Schließen dieser Lücke soll dieses Buch beitragen. Zum anderen erleben Psychotherapeuten jedoch oft auch eigene emotionale Hürden, wenn es darum geht, dass sie einem Patienten nicht helfen können. Hier lassen sich oft entsprechende eigene biografische Hintergründe, etwa eine frühe Parentifizierung, identifizieren. Um diese Themen, und wie sie in der eigenen Selbsterfahrung aufgearbeitet und überwunden werden können, geht es in Kapitel 6 »Training und Selbsterfahrung«.

Geschlechtergerechte Sprache. Obligatorisch ist an dieser Stelle natürlich der Hinweis zum Gendern innerhalb dieses Buches. Um der guten Lesbarkeit willen wechseln sich in den Kapiteln das generische Maskulinum und das generische Femininum ab – es ist also abwechselnd von Patienten und Therapeuten bzw. Patientinnen und Therapeutinnen die Rede, ohne dass wir damit allzu zwanghaft werden wollten.

2 Problematische Faktoren analysieren

Kurz gesagt ist der typische Therapie-Responder der YAVIS-Patient: young, attractive, verbal, intelligent, successful. Diese Annahme galt lange als Klischee und Behandelnden wurde unterstellt, dass sie einfach am liebsten mit diesen interpersonell unkomplizierten und attraktiven Menschen arbeiten. Forschung und klinische Erfahrung zeigen aber, dass an dieser Annahme durchaus etwas dran ist. Patientinnen, die eher nicht gut auf Therapie reagieren, haben tatsächlich tendenziell geringere Ressourcen, sind chronisch erkrankt und weisen interpersonell schwierige Muster auf. In diesem Kapitel geht es darum, wichtige Muster, die mit ungünstigen Therapieverläufen bzw. Therapie-Response und -Nonresponse einhergehen, zu analysieren und zu verstehen. Dabei geht es neben den individuellen Mustern der Patientinnen auch um Faktoren, die eher von der Umwelt beeinflusst werden.

Arbeits- und Informationsmaterial

AB 1 Checkliste: Risikofaktoren für Therapie-Nonresponse
Hier geht es um typische Risikofaktoren für nicht erfolgreiche Psychotherapien. Welche Faktoren sollten Sie schon zu Beginn der Therapie aufhorchen lassen, weil sie einen ausbleibenden Therapieerfolg wahrscheinlicher machen? Die Ergebnisse dieser Forschung werden auf diesem Arbeitsblatt zusammengefasst (Reuter et al., 2016; Van, Schoevers et al., 2008; Melchior et al., 2016; Hilbert et al., 2021; van Calker et al., 2009; Woodbridge et al., 2021; Hegarty et al., 2020; Van, Dekker et al., 2008) und sind als Checkliste zur therapeutischen Einschätzung aufbereitet.

INFO 1 Nonresponse in Studien
Auf diesem Informationsblatt wird eine kurze Übersicht darüber gegeben, welche Faktoren empirisch mit mangelndem Therapieerfolg in Zusammenhang stehen. Wenn Sie darauf achten, können Sie frühzeitig auf drohende Nonresponse reagieren. Die Zahlen dieses Informationsblatts stammen aus Cuijpers et al. (2021) und beziehen sich auf Patientinnen mit Depressionen.

AB 2 Checkliste: Therapiefortschritt
Mit dieser kurzen Checkliste können Sie verfolgen, ob Ihre Therapie erfolgreich »on track« ist oder ob sich ein schwieriger Verlauf entfaltet. Das hilft Ihnen, über die nächsten Schritte zu entscheiden.

AB 3 Checkliste: geringe Ressourcen
Diese Checkliste thematisiert, über welche Arten von Ressourcen Menschen verfügen und welche Konstellationen als »geringe Ressourcen« eingeschätzt werden können. Hier ist eine realistische Einschätzung von Ihrer Seite notwendig, um Patientinnen auch nicht zu überfordern.

AB 4 Checkliste: hohe Ressourcen und Entwicklungsmöglichkeiten
Hier geht es darum, woran Sie gute Ressourcen von Patientinnen erkennen können. Noch bestehende Möglichkeiten zur Entwicklung sind dabei ebenfalls als sehr wichtige und günstige Ressourcen zu werten.

INFO 2 Bedeutung des Alters für die Therapieresponse
Das Lebensalter einer Patientin ist ein so wichtiger Faktor für den Erfolg einer Therapie, dass wir ihm ein eigenes Informationsblatt widmen. Das Alter eines Menschen spielt eine besonders große Rolle dabei, welche Möglichkeiten zur Veränderung noch bestehen.

INFO 3 Analyse von fehlender Verantwortungsübernahme und Dependenz

Therapien kommen oft nicht voran, weil die betroffene Patientin nicht ausreichend Verantwortung für Veränderungen in ihrem Leben übernimmt und/oder sich stark von anderen Personen abhängig macht. Auf diesem Informationsblatt wird erörtert, woran Sie das erkennen können.

INFO 4 Analyse von Verbitterung

Verbitterung ist ein häufiger, wichtiger Grund für fehlenden Therapieerfolg. Das Informationsblatt zeigt, woran Sie das erkennen können.

INFO 5 Analyse von erfolglosem oder gescheitertem Narzissmus

Auch bestimmte narzisstische Muster können damit zusammenhängen, dass eine Therapie nicht erfolgreich sein kann. Dieses Informationsblatt beleuchtet diesen Punkt näher.

AB 5 Checkliste: destruktive Überkompensation

Aus einer eher psychodynamischen Perspektive lassen sich manche problematischen Interaktionsmuster gut als destruktive Überkompensation konzipieren. Dieses Arbeitsblatt hilft dabei, das zu erkennen.

INFO 6 Analyse von Red Flags

Es gibt Konstellationen, in denen eine Therapie nicht nur erfolglos ist, sondern eine Weiterbehandlung gegebenenfalls sogar gefährliche Konsequenzen für die Patientin und die Therapeutin haben kann. Das Informationsblatt bietet eine Übersicht zum Erkennen solcher »Red Flags«.

AB 6 Checkliste: primärer Krankheitsgewinn

Der primäre Krankheitsgewinn beschreibt den psychodynamischen Gewinn, den eine Patientin durch die Erkrankung erfährt: Vor welchen Emotionen, Erkenntnissen o. Ä. schützt sie die Symptomatik? Die Checkliste auf diesem Arbeitsblatt hilft beim Erkennen primärer Krankheitsgewinne.

AB 7 Checkliste: sekundärer Krankheitsgewinn durch finanzielle Aspekte

Auf der Seite des sog. sekundären Krankheitsgewinns geht es um eher konkrete Gewinne oder Vorteile durch die Erkrankung. In diesem Arbeitsblatt geht es um die finanziellen und materiellen Vorteile, die sich durch längere Erkrankungen einstellen können.

AB 8 Checkliste: sekundärer Krankheitsgewinn durch soziale und praktische Aspekte

Das Arbeitsblatt thematisiert, welche Vorteile sich in Beziehungen und im sozialen Umfeld durch eine längere Erkrankung ergeben können, und wann Unterstützung zur Überwindung der Krankenrolle in eine Aufrechterhaltung eben dieser Krankenrolle umschlagen kann.

INFO 7 Medizinische/Biologische Gründe für Nonresponse

Bisher ging es vor allem um die psychologischen und sozialen Gründe für schwierige Therapieverläufe. Medizinische Aspekte tauchten vor allem als Ressourcenfaktoren in dem Sinne auf, dass chronische Erkrankungen die Energie, Flexibilität und Veränderungsmöglichkeiten der Patientin stark einschränken können.

Das Informationsblatt erläutert, dass es auch nicht unmittelbar ins Auge springende medizinische oder biologische Gründe für den mangelnden Erfolg psychologischer Interventionen geben kann. Unsere Aufgabe ist es, darauf zumindest immer einen gewissen Blick zu haben und die Patientin ggf. deshalb zur Ärztin zu schicken.

INFO 8 Vor- und Nachteile der Veränderung

Veränderung durch Psychotherapie hat nicht nur Vorteile, sondern kann auch mit erheblichem Aufwand und Kosten einhergehen. Im Rahmen dieses Informationsblatts wird abgewogen, welche Aspekte jeweils für und gegen eine Veränderung sprechen können.

AB 9 Was spricht für, was gegen eine Veränderung?

Mit diesem Arbeitsblatt können Sie gemeinsam mit der Patientin zusammentragen, was für sie jeweils dafür und dagegen spricht, Veränderungen durch Therapie einzuleiten. Dieses Arbeitsblatt sollten Sie vor allem bei den Patientinnen einsetzen, bei denen Sie die Waage »auf der Kippe« sehen, denen Sie aber von ihren Ressourcen und ihrer Lebenssituation her eine Veränderung grundsätzlich zutrauen. Bei Patientinnen, deren Situation sehr chronifiziert ist, die einen hohen Krankheitsgewinn haben, und/oder deren wesentliche Sozialkontakte sich auf das Gesundheitssystem beschränken, sollten Sie eher darauf verzichten. Im schlimmsten Fall wühlen Sie die Patientin damit sehr stark auf und verursachen womöglich eine Dekompensation oder Krise; im besten Fall passiert nichts.

Es empfiehlt sich, zunächst mit den Gründen zu beginnen, die *gegen* eine Veränderung sprechen. Damit validieren Sie die Blockaden und Widerstände der Patientin. Das entspricht zum Beispiel auch dem Vorgehen beim Motivational Interviewing, das ja ebenfalls bei ambivalenter Veränderungsmotivation genutzt wird (Miller & Rollnick, 2015).

INFO 9 Hinderliche Faktoren mit der Patientin ansprechen

Nicht immer ist es sinnvoll, Faktoren, die den Therapieerfolg behindern, mit der Patientin anzusprechen. Auf diesem Informationsblatt wird abgewogen, wann Sie das unbedingt tun und wann Sie es unbedingt lassen sollten – und wie Sie vorgehen können, wenn sich die Situation mit der Patientin zwischen diesen beiden Extremen bewegt.

Checkliste: Risikofaktoren für Therapie-Nonresponse

Psychotherapiestudien gehen in aller Regel der Frage nach, wie wirksam Therapien sind und/oder ob bestimmte Therapien wirksamer sind als andere. Die Darstellung von Studienergebnissen orientiert sich entsprechend vor allem an diesen Fragen. Wie viele und welche Patientinnen von Therapie gar nicht profitieren, ist oft eher indirekt ersichtlich, etwa an Größen wie der »Number needed to treat« (NNT), die angibt, wie viele Patientinnen mit einer bestimmten Behandlung behandelt werden müssen, damit eine davon profitiert.

Wichtig

Insgesamt lässt sich feststellen, dass sich über Studien hinweg die Symptome von ca. 50 % aller Psychotherapiepatientinnen durch die Therapie nicht substanziell verbessern.

Nur wenige Studien existieren zu der Frage, welche Merkmale oder Muster einer Patientin mit vorhersagen, ob eine Therapie hilft oder nicht. Insgesamt zeigen sie, dass Menschen mit hohen Ressourcen bessere Chancen auf erfolgreiche Therapien haben als Menschen mit geringeren Ressourcen. Dabei beziehen sich die meisten Studien zu diesen Fragen auf depressive Patientinnen und die Besserung von depressiver Symptomatik – vermutlich, weil diese Patientengruppe sehr groß ist, viele Daten dazu existieren und depressive Symptomatik gut gemessen werden kann.

Welche Risikofaktoren treffen auf meine Patientinnen zu?

☐ **Early Response / sudden gains**. Wenn eine Patientin eine Therapie aufnimmt, und sich rasch, also innerhalb der ersten Behandlungswochen, verbessert, dann ist die Chance sehr gut, dass die Therapie ein Erfolg wird und die Störung remittiert. Je länger initiale Verbesserungen auf sich warten lassen, umso ungünstiger wird die Prognose.

....

....

....

☐ **Frühere Nonresponse**. Wenn Patientinnen von früheren Therapieversuchen nicht profitiert haben, ist die Wahrscheinlichkeit, dass weitere Therapien wirken, ebenfalls deutlich geringer. Das entspricht auch der generellen psychologischen Regel »Past behavior predicts future behavior«.

....

....

....

Checkliste: Risikofaktoren für Therapie-Nonresponse

☐ **Chronizität der Störung**. Je länger eine Störung bereits anhält, desto unwahrscheinlicher ist es, dass die Patientin von Psychotherapie profitiert. Natürlich ist die Chronizität häufig auch assoziiert mit früheren Therapieversuchen.

....

....

....

☐ **Höheres Alter**. Auch ein höheres Alter bei Behandlungsbeginn ist eher ein ungünstiger Faktor. Das ist insofern wenig überraschend, als Variablen wie »frühere Nonresponse« und »Chronizität« in aller Regel mit einem höheren Alter assoziiert sind. Wer bereits mehrere Therapieversuche hinter sich hat, ist natürlich im Schnitt älter als eine Person, die zum ersten Mal in ihrem Leben eine Therapie aufsucht.

....

....

....

☐ **Früher Beginn der Störung**. Wenn sich Symptome allerdings erst relativ spät im Leben zeigen, ist ein Ansprechen auf die Therapie wahrscheinlicher. Vermutlich haben die Betroffenen in ihrem früheren (symptomfreien) Leben bereits gute Bewältigungskompetenzen und Ressourcen aufgebaut, um das aktuelle Problem zu meistern. Ein früher Beginn der psychischen Symptomatik ist hingegen ein ungünstiger Prädiktor für die Therapieresponse.

....

....

....

☐ **Schweregrad der Symptomatik**. Generell findet sich in den meisten Studien, dass eine ausgeprägte Schwere der Erkrankung ungünstig für die spätere Besserung ist. Dabei können verschiedene Variablen in diesen »Schweregrad« einfließen. Komorbide (Persönlichkeits-)Störungen, schwere somatische Symptome oder ein hoher Schweregrad der primären Störung tragen alle zum allgemeinen Schweregrad bei.

....

....

....

Checkliste: Risikofaktoren für Therapie-Nonresponse

☐ **Geringer sozioökonomischer Status**. Menschen mit niedrigem sozioökonomischem Status laufen Gefahr, schlechter auf Therapie zu respondieren. Auch hier spielen sicherlich geringere Ressourcen und Bewältigungskompetenzen eine Rolle. Außerdem führt eine bereits lang andauernde, womöglich schon früh begonnene Symptomatik im Lauf des Lebens eher zu einem geringeren sozioökonomischen Status.

....

....

....

☐ **Schwierige interpersonelle Muster**. Interpersonelle Muster, die statistisch betrachtet mit einem schlechten Therapieergebnis einhergehen, lassen sich am ehesten als feindselig-vermeidend oder passiv-aggressiv charakterisieren. Menschen mit starkem Ärger und hoher Unsicherheit, die ihre Umwelt als feindselig und ihnen nicht wohlgesonnen wahrnehmen, reagieren eher schlechter auf Therapie.

....

....

....

Nonresponse in Studien

Psychotherapiestudien fokussieren meist auf die Frage, wie wirksam eine Therapie ist. Der Anteil von Patientinnen, die von der Behandlung nicht profitieren, geht in wissenschaftlichen Artikeln eher unter. Auf diesem Informationsblatt werden die wichtigsten Kennzahlen erklärt, aus denen man ableiten kann, wie vielen Patientinnen durch die Therapie geholfen wurde, und wie vielen auch nicht. Solche Parameter sind in Pharmastudien eine Selbstverständlichkeit. In Psychotherapiestudien gilt es zunehmend ebenfalls als Qualitätskriterium, diese Ergebnisse zu berichten.

Wichtig • Spontane Remissionen

Bei diesem Thema muss berücksichtigt werden, dass psychische Erkrankungen, in diesem Fall Depressionen, in einem gewissen Ausmaß spontan remittieren können, auch wenn keine Behandlung angeboten wird. Die Rate von Spontan-Remissionen muss in den Vergleich einbezogen werden. Cuijpers et al. (2021) fassen zusammen, dass sich im Schnitt bei 41 % der depressiven Patientinnen in Studientherapien die depressive Symptomatik verbessert, aber auch bei 16 % der Patienten in Wartelisten. Von 100 behandelten Patientinnen würden also statistisch betrachtet nicht 41 von der Therapie profitieren, sondern lediglich 25, denn 16 wäre es auch spontan bzw. ohne die Therapie wieder deutlich besser gegangen.

- **Responder-Rate**. Als »Therapie-Responder« werden in Studien diejenigen Patientinnen eingestuft, deren Symptomatik sich in einem bestimmten Ausmaß verbessert hat. Das kann unterschiedlich definiert werden – zum Beispiel dadurch, dass sich die Symptomatik um einen bestimmten Fragebogen-Punktwert oder um einen bestimmten Anteil verbessert. Bei Cuijpers et al. (2021) wurden 50 % Verbesserung des Hamilton-Wertes als »Response« gewertet. Nicht dazu gezählt werden also nicht nur Personen, deren depressiven Symptome sich verschlechtern oder gar nicht verbessern, sondern auch die, die sich nur ein wenig verbessern.
- **Number needed to treat (NNT)**. Die NNT gibt an, wie viele Patientinnen mit einer Behandlung versorgt werden müssen, damit eine davon i. S. einer Response profitiert. Wenn sich, wie in Psychotherapiestudien zu Depression, von 100 Patientinnen durch eine Behandlung 25 hinsichtlich ihrer depressiven Symptomatik verbessern, ist das genau ein Viertel. Es müssten also vier Patientinnen behandelt werden, damit eine sich deutlich verbessert. Die NNT wäre hier 4. Cuijpers et al. (2021) geben, um genau zu sein, für Psychotherapie im Vergleich zu Wartelisten eine NNT von 3,9 an.
- **Remission**. Die Remissionsrate gibt an, wie viele Personen auf eine Psychotherapie so gut reagieren, dass sie danach als »geheilt« betrachtet werden können. Das kann auf verschiedene Arten ermittelt werden. In einem diagnostischen Interview kann festgestellt werden, ob die Kriterien für die Störung noch erfüllt werden – wenn nicht, ist die Patientin remittiert. Häufig werden auch Fragebogenwerte verwendet, so beziehen sich Cuijpers et al. (2021) auf den sehr verbreiteten »Hamilton-Depressions-Fragebogen«. Wenn hier ein Wert von unter 7 Punkten erreicht wird, gilt die Patientin als »nicht depressiv«. Durch Psychotherapie remittieren etwa ein Drittel der Patientinnen, im Vergleich zu etwa 10 % in Kontrollbedingungen. Das bedeutet auch, dass bei zwei Drittel der aktiv behandelten Patientinnen ein Ausmaß an Symptomatik überbleibt, mit dem sie als »nicht vollständig remittiert« eingestuft werden müssen.

AB 2 • T

Checkliste: Therapiefortschritt

Diese Supervisionscheckliste können Sie für sich oder gemeinsam mit der Patientin grundsätzlich in jeder Sitzung einmal durchgehen. Sie können damit beginnen, sobald Sie die wichtigsten diagnostischen Informationen erhoben und mit der Arbeit an den Problemen der Patientin begonnen haben. Wenn Sie zwei oder mehr der Punkte bejahen können, ist das ein Hinweis auf eine erfolgreich verlaufende Therapie. Wenn keiner oder nur einer der Punkte bejaht werden kann, sollten Sie die Erfolgsaussichten der Behandlung kritisch hinterfragen.

☐ Die Patientin hat Vorschläge oder Ideen aus den letzten Sitzungen umgesetzt.

Konkrete Beispiele:

....

....

....

☐ Der Patientin geht es – bezogen auf ihre Hauptsymptomatik – besser als zu Beginn der Therapie.

Konkrete Beispiele:

....

....

....

☐ Die Patientin kann sich gut daran erinnern, was Sie bisher besprochen haben.

Konkrete Beispiele:

....

....

....

☐ Die Patientin übernimmt Verantwortung dafür, ihre Symptome zu überwinden.

Konkrete Beispiele:

....

....

....

Checkliste: geringe Ressourcen

Je mehr Ressourcen einem Menschen zur Verfügung stehen, umso größer ist auch sein Potenzial, sich zu verändern. Umgekehrt gilt natürlich, dass geringe Ressourcen mit schlechteren Veränderungsmöglichkeiten einhergehen. Doch was heißt das eigentlich konkret?

> **Wichtig**
>
> Der Begriff der (geringen) Ressourcen lässt sich weit fassen: personal, finanziell, sozial, intellektuell, beruflich, gesundheitlich etc. Bei Patientinnen mit schwierigen Verläufen und geringer Response auf Psychotherapie sind oft mehrere dieser Domänen beeinträchtigt. Je länger die schlechte Ressourcenlage einer Patientin in ihrem Leben schon besteht, umso schwerer ist es auch, daran noch etwas zu ändern.

Geringe personale Ressourcen

- ☐ ungünstige Temperamentsfaktoren, im Modell der »Big Five« (Borkenau & Ostendorf, 1993), etwa hoher Neurotizismus, also die Neigung zum starken Erleben von negativen Gefühlen, und geringe Gewissenhaftigkeit, also geringe Zuverlässigkeit, Gründlichkeit und Verlässlichkeit
- ☐ ungünstige interaktionelle Muster wie starker Ärgerausdruck, hohe Aggressivität, passiv-aggressive Muster
- ☐ stark vermeidendes Verhalten, Angst vor emotionalen Erfahrungen (Experiential Avoidance)

Geringe personale Ressourcen erschweren es, sich neuen Herausforderungen erfolgreich zu stellen, Hürden zu überwinden, an eigenen Zielen dranzubleiben, neue Kontakte zu knüpfen und bestehende Bindungen zu pflegen. Umso länger sich eine Patientin schon einigelt oder primär aggressiv interagiert, desto schwerer ist es, das zu durchbrechen.

Geringe finanzielle Ressourcen

- ☐ geringes Einkommen der Patientin für die Erwerbsarbeit
- ☐ reduziertes Einkommen durch Lohnersatzleistungen (z. B. Krankengeld, Rente, Arbeitslosengeld)
- ☐ Schulden
- ☐ zu hohe Verpflichtungen (etwa Miete einer zu teuren Wohnung)
- ☐ arme und zu unterstützende Angehörige oder Partner
- ☐ Verpflichtungen für Haustiere (z. B. unerwartete Kosten für die Tierärztin)

Enge finanzielle Verhältnisse schränken einerseits die konkreten Entwicklungsmöglichkeiten ein, weil sich Betroffene keine Hobbys oder Genussmomente leisten können. Außerdem sind sie ein dauernder Quell quälender Sorgen, die sehr langfristig bestehen bleiben. Je länger so eine Situation besteht, umso hoffnungsloser und demoralisierter sind die Betroffenen meist.

Checkliste: geringe Ressourcen

Geringe soziale Ressourcen

- ☐ Fehlen einer Partnerschaft oder Partnerschaft ist nicht tragfähig (z. B. unzuverlässiger, fremdgehender Partner), Partner ist selbst hoch belastet
- ☐ keine oder keine tragfähigen Beziehungen zur Familie oder Familie ist nicht unterstützend
- ☐ keine oder keine belastbaren Freundschaften
- ☐ schwaches soziales Netz, z. B. kein gutes Verhältnis zu Nachbarn, keine gegenseitige Unterstützung mit anderen Eltern in Schule oder Kindergarten

Geringe soziale Ressourcen können zu Gefühlen von Einsamkeit oder – bei vorhandenen, aber schwierigen Beziehungen – zu chronischem Stress führen. Zudem können ohne ausreichende soziale Unterstützung Schwierigkeiten und Krisen viel schlechter überwunden werden. Auch hier gilt: Umso länger ein Mensch schon ohne Partnerschaft oder Freundschaften lebt, desto schwerer wird es ihm fallen, hier noch das Ruder herumzureißen.

Geringe intellektuelle oder berufliche Ressourcen

- ☐ geringe Intelligenz
- ☐ keine oder wenig hochwertige abgeschlossene schulische oder berufliche Ausbildung
- ☐ prekärer, monotoner, schlecht bezahlter Job
- ☐ chronisch bedrohter Arbeitsplatz, z. B. durch ständig befristete Verträge
- ☐ wenig unterstützende Beziehungen zu Kollegen oder Kolleginnen
- ☐ geringe berufliche Aufstiegsmöglichkeiten

Wenn Menschen wenig Möglichkeiten haben, ihre Bildung oder ihre Arbeitskraft in Wertschöpfung umzusetzen, bleiben wichtige Lebensbereiche langfristig auf einem frustrierenden Niveau hängen. Weiterbildung und berufliche Entwicklung sind ohne ein gewisses Grundniveau an Intelligenz und Bildung schwierig bis unmöglich – mit zunehmendem Alter umso mehr.

Geringe gesundheitliche Ressourcen

- ☐ chronische psychische Erkrankungen, z. B. Depressionen, Ängste, Persönlichkeitsstörungen, Suchterkrankungen
- ☐ chronische körperliche Erkrankungen, z. B. kardiovaskuläre Erkrankungen (Diabetes, Bluthochdruck etc.), Autoimmunerkrankungen (MS, Rheuma, Psoriasis), Allergien oder Asthma, Krebserkrankungen
- ☐ deutliches Übergewicht

Eine schlechte Gesundheit macht alles schwierig – neue Herausforderungen sind schwerer zu stemmen, sportliche Betätigungen führen leicht zu Schmerzen oder Beschwerden, und ein andauerndes schlechtes Befinden macht es schwer, Teufelskreise aufzubrechen. Leider sind körperliche und mentale gesundheitliche Probleme eng vergesellschaftet, so ist etwa die Prävalenz von Depressionen bei praktisch allen chronischen Erkrankungen deutlich erhöht. Mit zunehmendem Alter nimmt dabei in der Regel auch die Krankheitslast immer mehr zu.

Checkliste: hohe Ressourcen und Entwicklungsmöglichkeiten

Es mag auf den ersten Blick seltsam aussehen, für hohe Ressourcen eine eigene Checkliste zu nutzen. Natürlich bestehen Überlappungen zu geringen Ressourcen. Aber das eine ist nicht nur die Abwesenheit des anderen, und beide Perspektiven sind wertvoll. Wie die geringen Ressourcen können sich hohe Ressourcen ebenfalls auf die personale, finanzielle, soziale, intellektuell-berufliche und gesundheitliche Ebene beziehen.

> **Wichtig**
>
> Im Kern bedeutet »hohe Ressourcen« immer, dass ein Mensch aus seinem Leben objektiv betrachtet noch »viel herausholen« kann. Wenn eine Patientin mit einer initial schlechten Therapieresponse über hohe Ressourcen zur Veränderung verfügt, sollten Sie unbedingt die Aspekte, die sie von einer Veränderung abhalten, sehr deutlich thematisieren, um sie darin zu unterstützen, ihre Widerstände zu überwinden.

Hohe personale Ressourcen

- ☐ günstige Temperamentsfaktoren wie hohe Gewissenhaftigkeit oder hohe Verträglichkeit
- ☐ günstige interaktionelle Muster wie ausgeprägter Humor oder Fähigkeit zur Selbstkritik
- ☐ Offenheit für neue Erfahrungen, Bereitschaft zum Verlassen der eigenen Komfortzone

Hohe personale Ressourcen erleichtern es, mit neuen Herausforderungen, Situationen oder Beziehungen zurechtzukommen. Menschen mit einem günstigen Temperament kommen mit anderen besser zurecht und können auch mit Scheitern und Schwierigkeiten umgehen.

....

....

Hohe finanzielle Ressourcen

- ☐ gutes Einkommen durch die eigene Erwerbsarbeit
- ☐ Einkünfte durch andere Quellen, etwa Mieten, Vermögen, Gehalt des Partners etc.
- ☐ Schuldenfreiheit
- ☐ keine erdrückenden finanziellen Verpflichtungen (z. B. hohe Kreditzahlungen)
- ☐ wohlhabender familiärer Hintergrund

Eine gute finanzielle Ausstattung ermöglicht es Menschen, neue Dinge auszuprobieren oder sich Wünsche zu erfüllen. Es bestehen viel mehr Freiheitsgrade, als wenn jeder Cent umgedreht werden muss.

....

....

Checkliste: hohe Ressourcen und Entwicklungsmöglichkeiten

Hohe soziale Ressourcen

- ☐ stabile, tragfähige Partnerschaft
- ☐ stabile, unterstützende familiäre Beziehungen
- ☐ stabile, unterstützende Freundschaften
- ☐ funktionierendes soziales Netz etwa im Beruf, bezogen auf Kinder oder Hobbys

Wer sozial gut eingebunden ist, kann mit Belastungen viel besser umgehen, bekommt bei Bedarf Hilfe und Unterstützung und fühlt sich geborgen und weniger einsam.

....

....

Hohe intellektuelle oder berufliche Ressourcen

- ☐ hohe Intelligenz
- ☐ gute schulische und berufliche Ausbildung
- ☐ ggf. akademische Qualifikation
- ☐ interessanter, sicherer, gut bezahlter Job
- ☐ interessante berufliche Entwicklungsmöglichkeiten

Menschen mit einem guten Start ins akademische und berufliche Leben haben viele Gestaltungsmöglichkeiten, können im Laufe ihres beruflichen Lebens unterschiedliche Stationen durchlaufen und sich auch immer wieder verändern.

....

....

Hohe gesundheitliche Ressourcen

- ☐ geringe Belastung mit psychischen Erkrankungen, guter Schlaf
- ☐ gute körperliche Gesundheit ohne chronische Erkrankungen
- ☐ gute Fitness und Sportlichkeit
- ☐ stabiles Immunsystem mit wenig Infektionen etc.
- ☐ Normalgewicht

Eine gute Gesundheit ist die Basis für viele Entwicklungen. Alles ist einfacher, wenn man mit viel Energie in den Tag startet und nicht von Schmerzen, Erschöpfung und gesundheitlichen Sorgen geplagt ist.

....

....

Bedeutung des Alters für die Therapieresponse

Höheres Alter ist statistisch mit Therapieresponse verknüpft, aber was steckt eigentlich dahinter?

Häufig geht es in Therapien neben der Symptombehandlung darum, das Leben stärker an den eigenen Werten und Bedürfnissen auszurichten. Dazu kann gehören, wichtige Lebensentscheidungen zu treffen und umzusetzen, wie Familiengründungen, Trennungen, eine berufliche Veränderung oder einen Umzug in eine neue Stadt oder in eine andere Wohnform. Daneben geht es auch um alltäglichere, kleinere Dinge wie das Aufnehmen oder Intensivieren von Hobbys oder Interessen, das gezielte Vertiefen bestimmter Freundschaften oder das Verändern alltäglicher Gewohnheiten. Für viele dieser Aspekte spielt das Lebensalter eine enorme Rolle.

Berufliche Entscheidungen
Berufliche (Neu-)Orientierungen sind in jüngerem Alter völlig normal und können auch im Lebenslauf durchaus als Plus gesehen werden – da hat jemand seine Interessen nochmal genauer kennengelernt und folgt jetzt seinen tieferen Zielen. Berufsschulen und Universitäten sind auf junge Menschen ausgelegt. Eine Umorientierung ist einfach eine neue Richtung. In höherem Alter ist das viel schwieriger. Die Betroffenen sind häufig in ihrem alten Beruf wegen chronischer Überlastung nicht mehr arbeitsfähig, etwa wegen Burn-out oder Rückenbeschwerden. Alternative Möglichkeiten mit ähnlichem Status und Einkommen, aber geringerer Belastung, sind schwer zu finden. Eine Umorientierung ist eher ein Abstieg, sowohl aus der Sicht der Betroffenen als auch der Umwelt. Sich selbst als Versager zu erleben, tut dem Befinden natürlich gar nicht gut.

Familiengründung
Die Gründung einer Familie muss (insbesondere für Frauen) im reproduktionsfähigen Alter erfolgen. Ab Mitte 30 steigen die damit verbundenen Schwierigkeiten (unerfüllter Kinderwunsch, Problemschwangerschaften etc.) drastisch an. Wenn junge Menschen sich in ihrer Therapie mit der Frage auseinandersetzen, welche Familienform ihnen wichtig ist und ob sie sich Kinder wünschen, steht die Erfüllung vieler Wünsche noch offen. Das kann auch motivieren, Vermeidung zu überwinden und etwa aktiv auf Partnersuche zu gehen. Wenn hingegen eine über 40-jährige Frau ihren Kinderwunsch entdeckt, weil sie sich stärker mit ihren Bedürfnissen auseinandersetzt, wird das in vielen Fällen nicht mehr dazu führen, dass er erfüllt wird – hingegen aber sicher zu viel Trauer, Frust und negativen Gefühlen. Hier entsteht fast die Frage nach Pest oder Cholera – ist es besser, sich mit diesen negativen Gefühlen auseinanderzusetzen ohne Hoffnung auf die Erfüllung der eigenen Bedürfnisse, oder ist es vielleicht doch besser, in der Vermeidung zu verharren, um den Schmerz nicht zu spüren?

Hobby und Freizeit
Veränderungen bei Hobbys und Freizeitaktivitäten sind sicherlich weit weniger altersabhängig als berufliche oder familiäre Entscheidungen. Man kann auch mit über 50 noch mit Wandern, Kite-Surfen, Angeln oder Skifahren beginnen. Dafür ist es allerdings günstig, wenn man schon in jüngeren Jahren überhaupt Hobbys gepflegt oder immer mal wieder neue Aktivitäten gelernt oder ausprobiert hat. Dann ist man grundsätzlich vertraut damit, sich neue Lebensfelder zu erschließen und neue Kenntnisse zu erwerben. Wer die ersten 50 Lebensjahre vor allem auf der Couch verbracht hat, wird sich mit dem Skifahren sicherlich extrem schwertun. Was Hänschen hier nicht gelernt hat, lernt Hans nimmermehr …

Bedeutung des Alters für die Therapieresponse

Chronizität / Eingefahrenheit von Mustern

Verhalten verfestigt sich durch Wiederholung. Je eingefahrener ein Trott ist, desto schwerer wird es, ihn hinter sich zu lassen. Schon alleine deshalb wird eine 62-jährige Frau, die sich nie getraut hat, mit anderen zu singen oder zu tanzen, dies mit weitaus höherer Wahrscheinlichkeit nicht mehr anfangen, als dies bei einer 22-Jährigen der Fall ist.

Trauer über verpasste Chancen oder »verschwendete« Zeit

Zu den insgesamt oft geringeren Chancen auf erfolgreiche Veränderungen kommt ein weiterer Aspekt, der Veränderungen mit steigendem Lebensalter erschwert. Die Auseinandersetzung mit eigenen Bedürfnissen führt einem immer auch vor Augen, wie wenig diese Bedürfnisse im eigenen Leben bisher erfüllt waren. In jungem Alter kann das motivieren: »So darf das nicht weitergehen!« In höherem Alter kann es jedoch zu großer Trauer führen, denn viele Entscheidungen sind nicht mehr rückgängig zu machen, eine Familie kann nicht mehr gegründet werden und wichtige Abzweigungen wurden einfach nicht genommen. Die Trauer über dieses »verpasste Leben« kann sehr belastend sein und nur teilweise dadurch Trost erfahren, dass sich die Dinge noch ändern können – denn vieles lässt sich einfach nicht mehr ändern, weil der entsprechende Zeitpunkt im Leben verstrichen ist. Auch unter diesem Gesichtspunkt ist es manchmal gut nachvollziehbar, dass Menschen ab einem gewissen Alter sich ihren Veränderungsmöglichkeiten nicht mehr wirklich zuwenden können oder wollen.

Analyse von fehlender Verantwortungsübernahme und Dependenz

Viele Patientinnen mit schwierigem Therapieverlauf zeigen als zugrundeliegendes Muster, dass sie keine Verantwortung für ihr Leben übernehmen. Sie verharren in Situationen, die ihnen nicht guttun und in denen wichtige Bedürfnisse nicht befriedigt werden, anstatt die Situation zu ändern oder sich aus ihr zu lösen. Die Verantwortung für Veränderung wird dabei letztlich oft bei anderen Personen verortet. Eine ausgeprägte Variante dieses Musters ist die Co-Abhängigkeit, es kann sich jedoch auch abgemildert zeigen, etwa durch Verharren in generell unbefriedigenden oder dysfunktionalen Situationen. Diese Patientinnen kommen häufig gerne in Psychotherapie und geben auch an, dass sie diese bräuchten. Mit etwas Abstand betrachtet scheint ihr Motiv aber vor allem zu sein, sich durch die therapeutischen Sitzungen zu stabilisieren und über ihre frustrierende Situation, die sie nicht verändern, »Dampf abzulassen«.

Wichtig • Typische Hinweise auf fehlende Verantwortungsübernahmen oder Dependenz

- Die Patientin kommt gerne in Therapie und hat viel zu erzählen, Fokus sind Schwierigkeiten mit anderen oder das unmögliche Verhalten anderer Personen.
- Ggf. hat die Patientin schon früher Therapien wahrgenommen und mochte diese gerne, konnte davon jedoch ebenfalls nicht gut profitieren.
- Die Patientin zeigt starke Ambivalenz bezüglich ihrer Situation, zum Beispiel hinsichtlich der Aufrechterhaltung vs. dem Beenden einer Partnerschaft; es ist jedoch schwierig, diese klar zu adressieren.
- Häufig ist die Ambivalenz gut nachvollziehbar: Die Situation ist zwar sehr problematisch, hat jedoch auch viele Vorteile bzw. eine hohe Funktionalität.
- Hausaufgaben werden nicht erledigt.
- Der Patientin ist die Therapie wichtig; Begrenzungsversuche oder ein Infragestellen der Sinnhaftigkeit von Therapie seitens der Therapeutin werden torpediert.
- Die Patientin strahlt aus: »Wasch mich, aber mach mich nicht nass.«
- Die Therapeutin hat ggf. das Gefühl, durch ihre emotionale Unterstützung die Situation eher zu stabilisieren, statt in Frage zu stellen.
- Interventionen zur Arbeit mit der Ambivalenz (z. B. Stuhldialoge für oder gegen ein Verbleiben in der Situation) »funktionieren nicht gut«, werden z. B. abgelehnt oder abgebrochen. Das ist auch ein häufiger Anlass für die Vorstellung in der Intervision oder Supervision.

Co-Abhängigkeit

Co-Abhängigkeit ist sicher eine typische und relativ extreme Ausprägung dieses Musters. Der Begriff bezeichnet Beziehungen, in denen der Beziehungspartner ein Suchtproblem hat, typischerweise wäre das der Partner der Patientin, es kann aber auch etwa ein Kind oder ein Elternteil sein. Die Patientin versucht den Partner zu stabilisieren und zu stützen (z. B. deckt seinen Konsum gegenüber Arbeitgeber, Freunden oder Polizei), um sein Problem zu lösen, hält es damit aber mit aufrecht. Es können sich ähnliche Muster durchaus auch mit Partnern zeigen, die nicht im engeren Sinne eine Suchterkrankung haben, mit denen das Führen einer funktionalen Beziehung aber aus anderen Gründen schwierig ist, etwa stark narzisstischen, chronisch depressiven oder notorisch fremdgehenden Partnern. Auch hier »wäre alles gut, wenn der Partner endlich aufhören würde mit xyz …«. Die Gedanken der Patientin kreisen um den Partner und seine schwierigen Muster, ohne dass sie selbst zu einer Veränderung des Problems schreitet.

Analyse von fehlender Verantwortungsübernahme und Dependenz

Funktionalität

In manchen Fällen hat der Verbleib der Patientin in der Situation/Beziehung eine hohe Funktionalität bzw. große Vorteile für sie. Zum Beispiel ist der Partner zwar in mancher Hinsicht menschlich vielleicht unerträglich, bietet aber eine hohe finanzielle Sicherheit. Oder die Beschäftigung mit dem Problem des Partners gibt der Patientin die Möglichkeit, sich nicht mit Defiziten in ihrem eigenen Leben auseinandersetzen zu müssen. Es kann durchaus sein, dass diese Funktionalität den möglichen Gewinn, den eine Veränderung für die Patientin hätte, übersteigt. Dann ist nicht zu erwarten, dass die Patientin es schafft, wirklich in eine Veränderung zu kommen.

Breite dieses Musters im Leben der Patientin

Um einzuschätzen, wie schwerwiegend die Co-Abhängigkeit oder die Ablehnung von Eigenverantwortung bei der Patientin ist, sollten Sie prüfen, ob sich das nur bei einzelnen (oder nur der primären) Beziehung(en) zeigt, oder ein breiteres Muster ist. Schimpft die Patientin zwar über ihren Mann oder ihre Mutter, aber kann sich in anderen Beziehungen gut durchsetzen und Grenzen ziehen? Dann ist die Wahrscheinlichkeit für eine Veränderung höher, als wenn sie in vielen Beziehungen die Schuld für Probleme und die Verantwortung für Veränderung bei anderen sieht.

Vorgeschichte und bisherige Konsequenzen dieses Musters

Die Geschichte dieses Musters bei der Patientin muss unbedingt beachtet werden. Denn je länger Menschen in ihren Mustern verharren, umso unwahrscheinlicher wird es, sie noch zu ändern. Das liegt einerseits sicherlich an Gewöhnungs- und Lernprozessen. Zusätzlich richten manche Muster aber womöglich auch viel Schaden im Leben der Patientin an, und irgendwann kann dieser Schaden so groß sein, dass es zu schmerzhaft wird, den eigenen Anteil daran zu reflektieren. Wenn eine Patientin zum Beispiel schon Jahrzehnte in einer coabhängigen Beziehung verharrt, ihre Bedürfnisse schon jahrelang nicht mehr gut erfüllt werden, ihre Kinder sich deshalb von ihr abgewendet haben und sie völlig verschuldet ist, ist es psychisch vielleicht einfach nicht mehr möglich, sich das Ausmaß des Elends einzugestehen und große Anstrengungen zu unternehmen, um womöglich nur noch kleine Veränderungen zu erreichen.

Aktualisierung in der Therapiebeziehung

Die Ablehnung von Verantwortung zeigt sich häufig auch in der therapeutischen Beziehung – sei es im Nichterledigen von Hausaufgaben, in der Ablehnung bestimmter Techniken, in einer »Wasch mich, aber mach mich nicht nass«-Haltung oder auch in Aussagen wie »Ich weiß doch nicht, was ich hier anders machen kann, Sie sind doch die Therapeutin«. Das Ausmaß, in dem sich die Patientin nicht in die Therapie einbringt (oder auch mutmaßlich nicht in frühere Therapien eingebracht hat), können Sie auch als Hinweis darauf nehmen, wie ausgeprägt dieses Muster ist.

Ressourcen der Patientin

Wie bei allen schwierigen Therapieverläufen spielen auch hier die Ressourcen der Patientin im Vergleich zu den Aufgaben, die im Falle einer höheren Verantwortungsübernahmen bei ihr lägen, eine große Rolle. Lebt die Patientin schon seit sehr vielen Jahren in ihrer ungünstigen Lage und hat nur bescheidene finanzielle, gesundheitliche, soziale und/oder intellektuelle Ressourcen? Oder ist sie noch jung und mit ausreichenden Ressourcen ausgestattet, um ihr Leben erfolgreich in die Hand zu nehmen? Von diesen Fragen sollten Sie auch Ihre weiteren Behandlungsentscheidungen leiten lassen.

Analyse von Verbitterung

Bei manchen Menschen ist Verbitterung der wichtigste Grund für ungünstige Therapieverläufe. Damit ist gemeint, dass die Patientin über irgendetwas, das ihr widerfahren ist, zutiefst frustriert ist – oder auch enttäuscht von anderen Menschen. Solche Ereignisse können zum Beispiel subjektiv ungerechtfertigte Vorwürfe auf der Arbeit, eine als unfair wahrgenommene Kündigung oder andere als ungerecht erlebte Behandlungen sein. Die Schuld dafür wird bei anderen Personen verortet. Eine Besserung der Situation lässt sich aus Sicht der Patientin nur dadurch erreichen, dass sich diejenigen, die ihr Unrecht angetan haben, entschuldigen oder das Unrecht auf andere Art kompensieren. Die Patientin selbst übernimmt damit keine Verantwortung dafür, dass es ihr wieder besser geht und es in ihrem Leben vorangeht. Damit steckt die Patientin selbst und auch die Therapie in einer Sackgasse. Es kann schwer sein, einen Überstieg und Distanzierung zur Verbitterung zu erreichen, zumal die Betroffenen nicht selten nur wenig alternative Optionen in ihrem Leben haben.

Wichtig • Typische Hinweise auf Verbitterung

- Es gibt einen externen Anlass dafür, dass es der Patientin schlecht geht, der als zutiefst ungerecht wahrgenommen wird, etwa eine Kündigung oder ungerechte Vorwürfe.
- Die Patientin ist darauf eingeengt, dass sich die Verantwortlichen für diesen Vorfall (immer andere Menschen) entschuldigen oder sie in irgendeiner Weise dafür kompensieren.
- Die Patientin sieht die Verantwortung dafür, dass es ihr besser geht, entsprechend nicht bei sich. Sie ist nicht »depressiv«, sondern wurde unfair behandelt.
- Häufig (aber nicht immer) ist die Lebenssituation insgesamt schwierig und Alternativen etwa für den verlorenen Job o. Ä. auch objektiv schwer zu finden.

Extreme Verantwortungsabgabe

Bei starker Verbitterung wird die Verantwortung für das schlechte Befinden der Patientin im Grunde zu 100 % nach außen verlagert. Ohne das Erlebnis, über das die Betroffene verbittert ist, wäre im Leben alles in Ordnung. Die anderen sind schuld. Damit einhergehend sind Patientinnen mit hoher Verbitterung nicht bereit, im klassischen Sinne die Krankenrolle anzunehmen, die impliziert, dass es ihnen zwar gerade schlecht geht und sie sich schonen dürfen, dass sie jedoch selbst Verantwortung dafür tragen, wieder aus ihrem Loch herauszukommen. Diese Externalisierung von Verantwortung kann eine psychotherapeutische Arbeit im engeren Sinne mit diesen Patientinnen vollständig unmöglich machen.

Mögliche Alternativen

Für die Beurteilung der Gesamtsituation und der Prognose ist eine Einschätzung wichtig, welche Alternativen der Patientin zur Lösung ihrer Probleme zur Verfügung stehen. Lebt sie in einem strukturschwachen Gebiet mit hoher Arbeitslosigkeit, ist selbst gering qualifiziert und zur Verbitterung hat eine Kündigung ihres Jobs geführt, zu dem keine Alternativen erkennbar sind? Dann ist die Prognose sicherlich ungünstiger, als wenn sie objektiv und mit gesundem Menschenverstand eingeschätzt reale Alternativen vorfindet, die sie »nur« ergreifen muss – auch das kann schwer genug ein, aber zumindest sind diese Alternativen vorhanden.

Analyse von Verbitterung

Interaktionsmuster beachten
In vielen Fällen von Verbitterung wird diese sicherlich an schon prämorbid vorhandene Tendenzen zur Externalisierung von Verantwortung und zu einer negativen Interpretation der Umwelt und der Handlungen anknüpfen. Je stärker die Verbitterung auch die prämorbide Persönlichkeit spiegelt, umso schwieriger ist sicherlich die Prognose.

Selbstwertschutz
Die wichtigste Funktionalität der Verbitterung liegt im Erhalt des eigenen Selbstwertes in Anbetracht einer stark selbstwertbedrohlichen Situation. Entsprechend wird für die therapeutische Prognose bedeutsam sein, inwieweit der Patientin andere Selbstwert-Quellen zur Verfügung stehen könnten.

Analyse von erfolglosem oder gescheitertem Narzissmus

Bei manchen Patientinnen mit ungünstigen Therapieverläufen steht als zentrales Muster erfolgloser oder gescheiterter Narzissmus im Vordergrund. Damit ist gemeint, dass die Patientin stark narzisstische Motive aufweist und es ihr wichtig ist, sich als mächtig, wichtig oder überlegen zu erleben. Gleichzeitig hat sich das Leben aber in eine Richtung entwickelt, sodass es nicht mehr viele Möglichkeiten dafür bietet: Beruflicher Erfolg ist gekippt oder hat sich nie eingestellt, die finanzielle Situation erlaubt keine großen Sprünge, attraktive potenzielle Partner interessieren sich nicht für die Patientin – und all das lässt sich auch nicht mehr in einem Ausmaß ändern, das es der Patientin erlauben würde, ihre narzisstischen Motive zu befriedigen. Dieses Muster kann sich recht offensichtlich zeigen, es kann jedoch auch durch eine schwere depressive Symptomatik larviert sein.

Achtung: Wir sprechen hier nicht von Menschen mit leichten narzisstischen Zügen, sondern mit ausgeprägten narzisstischen Motiven!

Wichtig • Typische Hinweise auf erfolglosen bzw. gescheiterten Narzissmus

- Die Patientin wirkt, wenn sie nicht akut depressiv ist, deutlich narzisstisch – also überheblich, aggressiv, von sich eingenommen oder anderen gegenüber abwertend.
- Die Patientin führt ein »kleines« Leben (wenig Sozialkontakte, wenig berufliche Aktivität, wenig Hobbys etc.), mit dem sie äußerst unzufrieden ist.
- Ggf. war die Patientin früher im Leben erfolgreicher, dann bezieht sie sich vermutlich sehnsuchtsvoll darauf.
- Die Patientin träumt von (zukünftiger) Besonderheit/Großartigkeit, die jedoch kein reales Korrelat hat und nicht zu erwarten ist.
- Die Patientin externalisiert die Schuld an ihrem Scheitern und ist wütend auf andere Menschen oder das Schicksal.
- Die Patientin »verbohrt« sich in Fragen der richtigen Behandlung, zweifelt z. B. ihre Diagnose oder bisherige Behandlungen an und sieht darin den Grund für ihre Schwierigkeiten.
- Die Patientin ist nicht zu begeistern für das Konzept der »kleinen Schritte« aus der Depression heraus.
- Achtung: Bei schwerer depressiver Symptomatik können all diese Hinweise hinter der Depression »verschwinden« und sind ggf. eher fremdanamnestisch, evtl. auch von anderen Behandelnden, zu erheben.

Sackgasse

Die Situation gescheiterter Narzissten hat oft keinen Ausweg, zumindest nicht durch Psychotherapie. Denn das therapeutische Angebot, in kleinen Schritten ein etwas lebenswerteres Leben zu entwickeln, ist für diese Patientinnen nicht attraktiv. Möglicherweise äußern sie dies – v. a. bei schwerer akuter depressiver Symptomatik – nicht unmittelbar; vielleicht versuchen sie Ihnen aber auch unmissverständlich klar zu machen, was für eine Zumutung ein solcher Vorschlag darstellt.

Analyse von erfolglosem oder gescheitertem Narzissmus

Interpersonelle Schwierigkeiten
Falls Sie dennoch überlegen sollten, das Problem der Patientin durch ein therapeutisches Angebot der kleinen Schritte anzugehen, sollten Sie dabei die Interaktionsmuster der Patientin in ihrem sozialen Umfeld berücksichtigen. Es ist zu befürchten, dass sie (ggf. erst nach Remission einer schweren depressiven Symptomatik) anderen gegenüber überheblich und fordernd auftritt. Dies wird häufig nicht zu ihrer eher schwachen sozialen Position passen, in der sie auf den Goodwill und die Unterstützung anderer Personen angewiesen ist, um im Leben wieder Fuß zu fassen. Daher ist erneutes Scheitern zu befürchten.

Verzweiflung und Aggressionspotenzial
Je klarer der Patientin ihre Situation und Perspektive ist, umso deutlicher kann sich das Gefühl der Sackgasse und Ausweglosigkeit entfalten. Die Verzweiflung, die dann entsteht, kann die Patientin in Form von Suizidalität gegen sich selbst oder aggressiv gegen andere richten. Dieses Muster beinhaltet ein erhebliches Aggressionspotenzial!

Vorgeschichte
Es ist wichtig, die Vorgeschichte dieser Patientinnen zu kennen. Gab es in der Vergangenheit bereits bedrohliche Situationen wie Suizidversuche oder Aggressionen gegen andere? Diese sollten Sie kennen, um ggf. einfach nicht aufdeckend oder konfrontativ zu arbeiten und so womöglich aktuell schlafende Hunde wieder zu wecken.

Checkliste: destruktive Überkompensation

Bei Menschen mit »schwierigen, aggressiven Interaktionsmustern« besteht eine relativ hohe Wahrscheinlichkeit, dass ihnen Psychotherapie nicht hilft. Es ist daher sinnvoll, die »schwierige Interaktion« etwas differenzierter zu betrachten, um sie detaillierter zu verstehen und ggf. mit der Patientin ansprechen zu können.

Das Konzept der destruktiven Überkompensation kann bei dieser Reflexion sehr hilfreich sein. Überkompensation ist ursprünglich ein psychodynamischer Terminus und beschreibt grob gesagt, dass Menschen, die unter bestimmten Gefühlen (z. B. Angst, Ohnmacht) leiden, sich genau entgegengesetzt dieser Gefühle (z. B. betont mutig, betont machtvoll) verhalten. Als Ziele dieses Verhaltens werden letztlich das Coping oder die Verdrängung von darunter liegenden negativen Gefühlen gesehen. Unabhängig davon, ob sich tatsächlich hinter jeder aggressiv-schwierigen Interaktion so ein machtloses, verlorenes Gefühl findet, hilft diese Betrachtungsweise doch, überkompensatorisches Verhalten zu erkennen, als solches einzuordnen und im Verlauf ggf. mit der Patientin anzusprechen.

Dabei gibt es verschiedene Facetten von Überkompensation, diese werden im Folgenden besprochen. Wenn Sie die Art und die Funktionalität der Überkompensation bei einer Patientin verstanden haben, hilft Ihnen das, die weitere Behandlung zu planen.

> **Wichtig**
>
> Überkompensation fühlt sich gut an. Andere zu dominieren, zu kontrollieren oder sich über sie zu erheben, das kann einfach guttun. Deshalb gilt auch umgekehrt: Wenn ein Verhaltensmuster in diesem Sinne keinen Verstärkerwert hat, ist eine Konzeptualisierung als Überkompensation nicht sinnvoll.

Narzisstische Überkompensation

- ☐ **Erscheinungsform**: Der Patient verhält sich angeberisch, prahlt über eigene Erfolge oder Eigenschaften und/oder wertet andere ab.
- ☐ **Auftreten in der Therapiebeziehung**: Unter Umständen wird auch die Therapeutin abgewertet, ständig hinterfragt oder verspottet. Es kann aber auch zur sog. Kollusion kommen, in der der Patient auch die Therapeutin in die Aufwertung einbezieht (»Wir zwei sind einfach schlauer als alle anderen«).
- ☐ **Funktionalität/Verstärkerwert**: Sich selbst gut und wichtig fühlen, von sich überzeugt und eingenommen sein, ggf. Ablenkung von Misserfolgen und Minderwertigkeitserleben.
- ☐ **Möglicherweise dahinter liegende Gefühle**: Machtlosigkeit, Einsamkeit

Kontrollierend-zwanghafte Überkompensation

- ☐ **Erscheinungsform**: Der Patient kontrolliert andere, weiß es dauernd besser, möchte alles auf eine bestimmte Art haben, korrigiert sein Gegenüber etc.
- ☐ **Auftreten in der Therapiebeziehung**: Die Therapeutin wird ggf. ständig korrigiert (»Das haben Sie noch nicht ganz genau verstanden, das muss ich nochmal erklären«), therapeutische Vorschläge werden detailliert hinterfragt, der Patient kommt ständig »von Hölzchen auf Stöckchen«.
- ☐ **Funktionalität/Verstärkerwert**: Das Gefühl haben, alles richtig zu machen, keine Fehler zu machen, es besser (i. S. von perfekt, genauer) zu machen als andere.
- ☐ **Möglicherweise dahinter liegende Gefühle**: Hilflosigkeit, geringe Kontrolle, Angst

Checkliste: destruktive Überkompensation

Histrionisch-dramatische Überkompensation

- ☐ **Erscheinungsform**: Die Patientin verhält sich dramatisch, theatralisch, erzählt dauernd neue Geschichten, ggf. auch stark flirtend oder sexualisiert. Auch starke Gefühle können gezeigt werden, etwa Angst oder Verzweiflung.
- ☐ **Auftreten in der Therapiebeziehung**: Typisch ist ein ständiger Wechsel der Themen in der Therapie, wobei immer wieder neue dramatische Geschichten auftauchen können. Das kann auch unterhaltsam und lustig sein. Die Therapeutin schafft es aber nicht, ernsthafte, beständige Themen auszumachen, die die Patientin wirklich zu bewegen scheinen.
- ☐ **Funktionalität/Verstärkerwert**: Sich im Mittelpunkt erleben, die Bühne haben, Aufmerksamkeit erhalten.
- ☐ **Möglicherweise dahinter liegende Gefühle**: Da Patientinnen mit solchen Mustern auch starke Emotionen zeigen, kann eine Differenzierung, welche Emotion »eigentlich die wichtigste Rolle spielt«, schwierig bis unmöglich sein.

Aggressive Überkompensation

- ☐ **Erscheinungsform**: Der Patient verhält sich (verbal) aggressiv, droht, wird im Gespräch laut, berichtet im Extremfall von aggressiven Übergriffen oder Plänen dazu.
- ☐ **Auftreten in der Therapiebeziehung**: Unter Umständen wird auch die Therapeutin aggressiv angegangen. Aggressive Äußerungen können sich aber auch (zunächst) vorwiegend auf andere Personen beziehen. Es ist jedoch zu befürchten, dass sich die Aggression jederzeit auch gegen die Therapeutin richten kann.
- ☐ **Funktionalität/Verstärkerwert**: Sich machtvoll fühlen, die Situation vermeintlich unter Kontrolle haben.
- ☐ **Möglicherweise dahinter liegende Gefühle**: Machtlosigkeit, Minderwertigkeit, Hilflosigkeit.

Paranoide Überkompensation

Hier gibt es Überlappungen zur zwanghaften-kontrollierenden und aggressiven Überkompensation.

- ☐ **Erscheinungsform**: Der Patient unterstellt anderen Böses, scannt alles auf die schlechten, »eigentlichen« Motive dahinter ab, versucht andere zu »überführen«.
- ☐ **Auftreten in der Therapiebeziehung**: Menschen mit solchen Mustern sind kaum freiwillig in Therapie. Generell ist aber auch gegenüber Therapeuten hohes Misstrauen zu erwarten.
- ☐ **Funktionalität/Verstärkerwert**: Erlangen von Kontrolle in einer als bedrohlich wahrgenommenen Umwelt.
- ☐ **Möglicherweise dahinter liegende Gefühle**: Machtlosigkeit, Hilflosigkeit.

Wichtig

Destruktive Überkompensation kann auch gefährlich werden. Beachten Sie dazu INFO 6 »Analyse von Red Flags«!

Analyse von Red Flags

Es ist für die Therapieplanung generell günstig, wenn man frühzeitig auch die Möglichkeit eines schwierigen Verlaufs oder einer fehlenden Therapieresponse in Betracht zieht, weil sich Therapien dann ggf. nicht unnötig in die Länge ziehen. Allerdings wird es in den meisten Fällen auch keinen ernsthaften Schaden anrichten, wenn man solche Überlegungen erst etwas später im Therapieverlauf anstellt. Es ist manchen Patientinnen dann vielleicht lediglich etwas schwerer zu vermitteln und man benötigt dafür etwas mehr Geduld oder Nerven.

Es gibt allerdings – zum Glück sehr selten – auch Situationen, in denen der Versuch, überhaupt einen therapeutischen Prozess in Gang zu bringen, schädlich und gefährlich sein kann. Das heißt, es ist nicht nur zu erwarten, dass die Patientin sich nicht verbessern wird, sondern es kann zu schwerwiegenden negativen Folgen kommen.

Wichtig

Wenn bei einer Patientin solche »Red Flags« auffallen, sollten Sie unbedingt davon absehen, überhaupt einen therapeutischen Prozess zu initiieren!

Das Vorliegen dieser »Red Flags« können Sie am besten aus einer Kombination von Beobachtung und Befragung der Patientin erschließen. Fällt eine Patientin etwa dadurch auf, dass sie extrem auf andere schimpft und sich mit ihren negativen Bewertungen in sozialen Medien brüstet, sollten Sie einfach direkt nachfragen, was sie von ihren bisherigen Ärzten oder Therapeutinnen hielt und wie sie das zum Ausdruck gebracht hat. Scheuen Sie sich nicht, offen nachzufragen! Häufig bekommen Sie, zumal zu Beginn der Therapie, auch offene Antworten. Gehen Sie aber nicht sicher davon aus, dass Sie die ganze Wahrheit mitgeteilt bekommen, sondern nehmen Sie auch eine eigene Einschätzung vor.

Übersicht über »Red Flags«, bei denen kein therapeutischer Prozess gestartet werden sollte

- Hinweise auf malignen Narzissmus
- Aggressives Verhalten gegenüber Therapeutinnen oder Ärzten in der Vergangenheit
- Verklagen von Ärzten oder Therapeutinnen in der Vorgeschichte
- Appellative Suizidversuche in der Vergangenheit
- Verleugnen einer offensichtlichen Persönlichkeitsstörungs-Diagnose mit aggressiver Komponente / Impulskontrollstörung

Hinweise auf malignen Narzissmus

Narzissmus ist generell dadurch definiert, dass der Betroffene seinen Selbstwert dadurch stabilisiert, dass er sich selbst aufwertet und / oder andere abwertet, kontrolliert oder dominiert. Mit »malignem Narzissmus« ist hier gemeint, dass eine Person in erster Linie auf die Abwertung, Kontrolle oder Dominanz anderer zurückgreift. Das kann dann der Fall sein, wenn der Betroffene in seinem Leben so wenig Erfolg oder Ressourcen hat, dass Selbstaufwertung und Angeben schlicht kaum noch möglich sind, er aber gleichzeitig ein stark narzisstisches Motiv nach dem Erleben von Macht oder Kontrolle hat. Im schlimmsten Fall ist für den Patienten das Gefühl, dass er Sie erpressen, dominieren, erschrecken oder kontrollieren kann, das Einzige, was ihn noch aufwertet. Wenn solche Motive stark und die Ressourcen des Patienten sehr gering sind, ist es unrealistisch, das durch Behandlung zu überwinden.

Analyse von Red Flags

Sie sollten stattdessen im Leben dieses Patienten möglichst bedeutungslos bleiben, um nicht Ziel seiner Dynamik zu werden. Die folgenden Punkte können alle auch Erscheinungsformen dieses übergeordneten Musters sein.

Aggressives Verhalten gegenüber Therapeutinnen oder Ärzten in der Vorgeschichte
Hierzu zählen etwa Stalking, Telefonterror, aggressive Mails, exzessive negative Bewertungen in sozialen Medien oder auf Bewertungsplattformen etc. Wenn Patienten Ihnen von solchen Verhaltensweisen erzählen, erfragen Sie unbedingt, inwieweit sich das auf professionelle Unterstützer, Ärzte, Therapeutinnen etc. bezieht. Eine Person, die frühere Konflikte mit Behandlern in solchen Mustern ausagiert hat, und sich auch heute noch stark aggressiv und unempathisch gegenüber anderen äußert, wird sich im Zweifel auch gegen Sie richten. Das kann für Sie unangenehm bis gefährlich werden und wird in jedem Fall damit einhergehen, dass die Therapie nicht hilfreich ist.

Verklagen von Behandlern in der Vergangenheit
Wenn eine Patientin aggressiv und fordernd auftritt, womöglich häufig Rechtsstreitigkeiten führt und in der Vergangenheit auch schon andere Behandler verklagt hat, sollte das für Sie ein absolutes Alarmzeichen sein. Diese Patientin neigt zu aggressivem Ausagieren von Konflikten und wird Sie von diesem Muster nicht verschonen. Je mehr Sie versuchen, einen emotional bedeutsamen Prozess bei ihr anzustoßen, umso stärker wird sich der aggressive Bumerang gegen Sie richten, wenn irgendwann irgendetwas schief geht – und es wird bei solchen Patientinnen ganz sicher irgendwann irgendetwas schief gehen.

Appellative Suizidversuche in der Vergangenheit
Appellative Suizidversuche sind ein sehr wirkungsvolles Mittel, um andere zu erpressen oder Macht auszuüben. Menschen, die dazu bereits in der Vergangenheit gegriffen haben, werden dies mit relativ hoher Wahrscheinlichkeit wieder tun. Sie sollten bei solchen Vorgeschichten daher immer sehr genau prüfen, in welchem Kontext solche Suizidversuche standen, ob sich die Lebenssituation der Patientin seitdem verändert hat und wie stark die Patientin motiviert ist, solche Suizidversuche nicht mehr zu wiederholen. Wenn Sie dabei feststellen, dass Sie es mit einem Menschen zu tun haben, der möglicherweise stark vereinsamt ist, generell destruktiv mit anderen interagiert und sich nicht ganz eindeutig von solchen Motiven distanziert (damit in der Regel auch sehr geringe Ressourcen aufweist), sollten Sie die rote Flagge hissen. Vermeiden Sie, im Leben dieser Person bedeutsam zu werden. Denn je bedeutsamer ein signifikanter anderer wird, umso wahrscheinlicher wird er auch die Zielscheibe solcher Erpressungsversuche. Und wirklich hilfreich können Sie in so einer destruktiven Gemengelage ohnehin nicht mehr sein.

Verleugnen einer offensichtlichen Persönlichkeitsstörung mit aggressiver / Borderline-Komponente
Wenn eine Patientin deutliche aggressive Interaktionsmuster aufweist, die offensichtlich Teil einer Störung sind, ist es unerlässlich, dass darüber auch ein Konsens hergestellt wird. Nur dann kann das Muster Gegenstand der Behandlung werden. Dabei ist natürlich nicht zu erwarten, dass jede Betroffene sofort und ohne Widerspruch akzeptiert, dass nicht immer nur die anderen alles falsch machen, sondern ihre Bewertungen und Vorwürfe ein wichtiger Teil des Problems sind. Die Vermittlung dieses Konzepts darf durchaus Zeit in Anspruch nehmen. Wenn eine Patientin jedoch nach hinreichend vielen Versuchen des Gesundheitssystems immer noch leugnet, etwa an einer Borderline-Störung zu leiden, und ihre damit verbundene Aggressivität als berechtigt erlebt und ausagiert, sollten Sie die Segel streichen, und zwar so rasch wie möglich. Es ist unwahrscheinlich, dass ausgerechnet Sie es schaffen, die Patientin vom Gegenteil zu überzeugen – die Wahrscheinlichkeit, dass Sie zur Zielscheibe ihrer Angriffe werden, ist dagegen schon aufgrund der schweren Störung groß.

Checkliste: primärer Krankheitsgewinn

Der primäre Krankheitsgewinn beschreibt die psychologischen oder psychodynamischen Vorteile, die eine Patientin aus ihrer Erkrankung zieht – also etwa mit welchen Gefühlen, Einsichten oder Überlegungen sie sich nicht auseinandersetzen muss, solange die Symptomatik besteht. In Abgrenzung dazu bezeichnet der sekundäre Krankheitsgewinn eher die praktischen, sozialen oder finanziellen Vorteile, die durch die Symptomatik entstehen können. Die folgenden Punkte überlappen miteinander. Sie werden dennoch in dieser Breite dargestellt, weil sich bei Patientinnen verschiedene Schwerpunkte zeigen können, die mit diesen Punkten korrespondieren.

☐ **Schutz vor schmerzhaften Einsichten**. Ganz allgemein geht symptomatisches Erleben und Verhalten oft damit einher, dass die Betreffenden sich nicht mit schmerzhaften Einsichten, Erkenntnissen oder Gefühlen auseinandersetzen müssen. Dazu gehören etwa

- die Erkenntnis, dass bestimmte Pläne oder Entscheidungen Holzwege sind,
- die Erkenntnis, dass bestimmte Beziehungen nicht so tragfähig oder bedürfniserfüllend sind wie erhofft,
- die Vermeidung der Auseinandersetzung mit eigenen unangenehmen oder unsympathischen Mustern, etwa Dependenz, Co-Abhängigkeit, Verstrickung, erfolglosem Narzissmus oder Trotz.

☐ **Schutz vor der Aufgabe von Illusionen**. In manchen Fällen lässt sich diese Vermeidung schwerpunktemäßig als Schutz vor der Aufgabe von Illusionen beschreiben. Damit sind Wünsche gemeint, die sich aller Voraussicht nach nicht erfüllen werden, z. B.:

- »Irgendwann muss meine Mutter mich doch noch verstehen und mir ihre Liebe zeigen!«
- »Irgendwann muss meine Partnerin doch wieder gesund werden / aufhören zu trinken, dann wären wir auch wieder zusammen glücklich.«
- »Meine Chefin muss doch einsehen, welches Unrecht sie mir angetan hat, und sich dafür entschuldigen. Alles andere ist nicht akzeptabel!«

Eine Aufgabe dieser Wünsche würde zwangsläufig damit einhergehen, dass man mehr Verantwortung für das eigene Leben übernehmen und (a) einsehen müsste, dass man selbst für seine Situation verantwortlich ist, sich (b) ggf. selbst um die Erfüllung dieser Wünsche kümmern müsste, oder auch (c) sich dafür besser geeignete Adressaten suchen müsste. Insbesondere wenn solche Wünsche oder Illusionen sehr lange aufrechterhalten und verfolgt wurden und einen zentralen Platz in der Psyche der Betroffenen einnehmen, oder wenn sehr viel Energie und Lebenszeit in ihre Verfolgung gesteckt wurde, kann das wenig lohnenswert sein.

Checkliste: primärer Krankheitsgewinn

- ☐ **Schutz vor Trauerprozessen.** Wenn Menschen sich von liebgewordenen Vorstellungen verabschieden müssen, ist das oft traurig. Das gilt umso mehr für womöglich intensive und umfangreiche Illusionen, denen man sich über viele Jahre hingegeben und große Teile des eigenen Lebens geopfert hat. Es kann etwa sehr traurig sein zu erkennen, dass man sein Leben lang erst der Liebe der Mutter und danach der Liebe eines Partners nachgerannt ist, ohne darauf jemals eine realistische Chance zu haben. Der Sinn von Trauer besteht darin, sich von einem geliebten Objekt zu lösen, um sich daraufhin wieder an neue Objekte binden zu können. Das »lohnt« sich gewissermaßen dann, wenn neue Bindungen eine bessere oder zumindest vergleichbare Befriedigung der eigenen Bedürfnisse erhoffen lassen als die verlorenen Bindungen. Verliert man jedoch sehr viel mehr, als man vermeintlich wiederfinden kann, dann kann die Trauer überwältigend sein und insbesondere wenig positive Perspektive bieten. Das kann zum Beispiel der Fall sein, wenn eine 55-jährige Patientin sich ihr ganzes bisheriges Leben lang an suchtkranke Partner geklammert hat und von diesen aber zentrale Wünsche wie Familiengründung, Commitment oder Kinder nicht erfüllt bekam. Mit 55 kann es dann psychisch »einfacher« sein, etwa in einer Depression oder Angstsymptomatik zu verharren, als sich diese traurige Wahrheit einzugestehen.

Checkliste: sekundärer Krankheitsgewinn durch finanzielle Aspekte

Sekundärer Krankheitsgewinn umfasst generell alle ganz konkreten, praktischen, finanziellen etc. Vorteile, die eine Patientin durch die Aufrechterhaltung ihrer Erkrankung bzw. ihrer Krankenrolle erfährt. In Abgrenzung dazu bezeichnet der primäre Krankheitsgewinn eher die psychodynamischen und psychologischen Vorteile durch die Aufrechterhaltung der Erkrankung.

Alle hier genannten Wege der finanziellen Unterstützung bei längerer Krankheit haben in erster Linie den Sinn, erkrankte Menschen in ihrer Situation zu entlasten und ihnen den Rücken freizuhalten, so dass sie sich ganz ihrer Genesung widmen können. Sie sollen also der Chronifizierung gerade entgegenwirken und oft funktioniert das auch. Zum »sekundären Krankheitsgewinn« wird so eine Unterstützung insbesondere dann, wenn sie dazu führt, dass die Patientin in der Erkrankung verharrt, weil sie ihr die Situation erträglich macht.

Tipp

Um einzuschätzen, ob das der Fall ist, sollten Sie die Patientin detailliert nach finanzieller Unterstützung fragen, die sie durch den Krankenstatus erhält. Erfragen Sie auch, wie sich die Situation ohne den Krankenstatus darstellen würde. Gehen Sie nicht davon aus, dass Ihnen die Patientin solche Faktoren spontan und freiwillig berichtet, fragen Sie genau nach.

Das Ausnutzen finanzieller Vorteile im Sinne des sekundären Krankheitsgewinns kann mehr oder weniger unbewusst stattfinden. Eine Patientin, die aktuell Krankengeld bezieht, aber in ihrem Beruf nicht mehr wie früher arbeiten können wird, mag es zum Beispiel vermeiden, sich mit ihrer Situation auseinanderzusetzen, weil das ihre Zukunft düster zeichnet und ihren Selbstwert beeinträchtigt. Das kann durchaus recht unbewusst bleiben – der Patientin sagt dann vielleicht: »Es muss mir einfach erstmal besser gehen, bevor ich über die Zukunft nachdenken kann«, allerdings verdrängt sie damit ihre Probleme in erster Linie und es ist unwahrscheinlich, dass sich ihre Symptomatik bessern wird.

Es gibt aber durchaus auch ein ganz gezieltes und strategisches Ausnutzen dieses Systems, etwa wenn sich Arbeitnehmerin und Arbeitgeber in einem Saisongewerbe darauf einigen, dass die Arbeitnehmerin nach der Saison erstmal wieder »ins Krank geht«, bis die nächste Saison beginnt. Oder das Vorgehen echter »System-Experten«, die dank Rechtsberatung nach 1,5 Jahren Arbeitsunfähigkeit für sechs Monate wieder arbeiten, um dann »geplant« eine weitere lange AU anzustreben und so ein paar Jahre bis zur Rente zu überbrücken. Diese Patientinnen nehmen ambulante Psychotherapie oder stationäre Rehabilitationsmaßnahmen dann eher als Alibi oder auf Druck der Krankenkasse in Anspruch.

Bei der Einschätzung, wie bedeutsam der sekundäre Krankheitsgewinn ist, sollten Sie den Gewinn, den Sie hier und auch in den anderen Checklisten zum Krankheitsgewinn sehen, ins Verhältnis zum potenziellen Gewinn setzen, den der Patient auf der Grundlage seiner bestehenden Ressourcen von einer Veränderung für sein Leben erwarten könnte.

Checkliste: sekundärer Krankheitsgewinn durch finanzielle Aspekte

- ☐ **Lohnfortzahlung**. In den ersten sechs Wochen einer Krankschreibung wird angestellt Beschäftigten ihr volles Gehalt vom Arbeitgeber weiter gezahlt. Erkrankt jemand kurz hintereinander mit verschiedenen Diagnosen, so ist die Lohnfortzahlung für jede Diagnose fällig. Nach Ablauf der sechs Wochen greift das Krankengeld.
- ☐ **Krankengeld**. Krankengeld ist eine Lohnersatzleistung, die von der GKV erbracht wird. Es entspricht 70 % des letzten beitragspflichtigen Arbeitsentgeltes (es ist allerdings gedeckelt auf einen Tageshöchstsatz von aktuell etwas über 100 €) und wird für eine Diagnose bis zu eineinhalb Jahren gezahlt. Falls ein Arbeitnehmer mit verschiedenen Diagnosen hintereinander krankgeschrieben ist, kann sich die Dauer des Bezugs von Krankengeld auf bis zu drei Jahre verlängern.
- ☐ **Krankentagegeld**. Krankentagegeld ist das Krankengeld-Äquivalent für PKV-Versicherte. Allerdings können Versicherte die Hohe des Krankentagegeldes in ihrer Versicherungspolice variieren. Zudem können GKV-Versicherte auch eine zusätzliche Krankentagegeld-Versicherung abschließen und erhalten dieses dann zusätzlich zu ihrem Krankengeld. Das ist besonders für Gutverdiener interessant aufgrund des Tageshöchstsatzes des Krankengeldes.
- ☐ **Krankenhaustagegeld**. Bei einer entsprechenden Versicherung bezahlt die Versicherung für jeden in einem Krankenhaus verbrachten Tag das sogenannte Krankenhaustagegeld. Die Höhe kann mit der Versicherung in einem bestimmten Rahmen frei bestimmt werden. Das Krankenhaustagegeld wird von Versicherungen damit begründet, dass damit Zusatzausgaben wie Haushaltshilfen, Taxifahrten, Hundesitter etc., die im Fall eines Klinikaufenthaltes anfallen können, bezahlt werden können. Es steht dem Empfänger jedoch völlig frei, wie er dieses Geld verwendet.
- ☐ **Aussicht auf (Verlängerung einer bereits bestehenden) Erwerbsminderungs-Rente (auch EM-Rente)**. Wenn eine Erkrankung so schwerwiegend und langwierig ist, dass eine Arbeitsfähigkeit in näherer Zukunft nicht absehbar ist, kann als Lohnersatzzahlung auch eine EM-Rente in Frage kommen. EM-Renten können auf Zeit (häufig zwei Jahre) oder dauerhaft bewilligt werden. Bewilligungen auf Zeit kommen eher bei jüngeren Arbeitnehmerinnen in Betracht, sie können jedoch auch immer wieder verlängert werden. Die Höhe der Rentenzahlungen hängt stark von der Beitragsdauer und -höhe ab, die Versicherte bis zum Renteneintritt vorzuweisen haben. Sie liegt in jüngeren Jahren häufig unter den Sätzen für Leistungen wie Hartz-IV und ist daher nicht unbedingt sehr attraktiv. Hat sich eine Patientin jedoch entschieden, einen Rentenantrag zu stellen, wird sie in aller Regel bis zu dessen Bewilligung, die sich oft sehr lange hinziehen kann, wenig motiviert sein, wieder leistungsfähig zu werden, da dies die Rentenbewilligung gefährden würde.

Finanzielle Aspekte als sekundärer Krankheitsgewinn: Gibt es dazu weitere Erfahrungen aus Ihrer eigenen Praxis?

....

....

....

....

....

Checkliste: sekundärer Krankheitsgewinn durch soziale und praktische Aspekte

Sekundärer Krankheitsgewinn umfasst alle ganz konkreten, praktischen, finanziellen etc. Vorteile, die eine Patientin durch die Aufrechterhaltung ihrer Erkrankung bzw. ihrer Krankenrolle erfährt. In Abgrenzung dazu bezeichnet der primäre Krankheitsgewinn eher die psychodynamischen und psychologischen Vorteile durch die Aufrechterhaltung der Erkrankung.

Generell ist es sinnvoll, dass erkrankte Menschen von ihrem Umfeld Unterstützung und Entlastung erfahren. Es ist für die Gemeinschaft außerordentlich wichtig, dass jeder Mensch Zeiten der Schwäche haben darf und dann auch von anderen mitgetragen wird. Das ist eine wichtige Hilfe, um die Erkrankung zu überwinden und wieder gesund zu werden. Zum sekundären Krankheitsgewinn wird soziale und praktische Unterstützung dann, wenn die Patientin sie nutzt, um ihre Pflichten und Aufgaben langfristig nicht mehr selbst zu erledigen, oder um Entwicklungen in ihrem Leben aufzuhalten, die sie nicht möchte, die ohne die Erkrankung aber stattfinden würden.

Auch hier kann, wie bei finanziellen Vorteilen, die Grenze zwischen unbewusster Dynamik und einer bewussten Ausnutzung von Beziehungen fließend sein. In vielen Fällen wird etwa die Bindung eines Partners durch Angstsymptome von der Patientin nicht als Manipulation wahrgenommen – sie kann halt einfach nicht alleine einkaufen gehen, das geht nicht! Sie werden jedoch gelegentlich auch Patientinnen begegnen, die klar wissen, dass sie im Zweifel die »Suizidkarte ziehen« können, und dann alles nach ihren Wünschen läuft.

Bei der Einschätzung, wie bedeutsam der sekundäre Krankheitsgewinn ist, sollten Sie den Gewinn, den Sie hier einschätzen, ins Verhältnis setzen zum potenziellen Gewinn, den die Patientin auf der Grundlage ihrer bestehenden Ressourcen von einer Veränderung für ihr Leben erwarten könnte.

Soziale und praktische Vorteile

☐ **Versorgung und Unterstützung in privaten Beziehungen**: Psychische Erkrankungen gehen in der Regel mit Funktionseinbußen einher. So kann sich eine depressive Patientin vielleicht nicht mehr aufraffen, tägliche Aufgaben zu erledigen; eine Angstpatientin kann wegen Panikattacken nicht mehr allein in den Supermarkt oder einer Zwangspatientin ist es unmöglich, das Haus zu verlassen. Hier springen oft private Bezugspersonen, häufig Partner oder Elternteile, ein. Möglicherweise handelt es sich hier um Beziehungen, in denen ohne eine Symptomatik der Patientin eher wenig Versorgung und Unterstützung angeboten würde.

Konkrete Beispiele Ihrer Patientinnen:

....

....

....

☐ **Bindung von Bezugspersonen**: Psychische Erkrankungen können dazu führen, dass Beziehungen aufrechterhalten bleiben, die ohne diese Erkrankung möglicherweise nicht mehr tragfähig und schon längst der Trennung anheimgefallen wären. So kann die Patientin zum Beispiel nicht von ihrem Mann verlassen werden, weil dieser fürchtet, dass sie ohne ihn nicht zurechtkäme oder eine Trennung sie in die Suizidalität treiben würde. Der Partner bleibt dann bei ihr, obwohl das nicht mehr seinen Vorstellungen entspricht.

Checkliste: sekundärer Krankheitsgewinn durch soziale und praktische Aspekte

Konkrete Beispiele Ihrer Patientinnen:

....

....

....

- ☐ **Schutz von co-abhängigen Beziehungen**: Bei Patientinnen, die in einer Beziehung zu einem suchtkranken (oder auch anderweitig psychisch belasteten) Partner leben, kann die eigene psychische Belastung diese co-abhängige Beziehung schützen. Die Patientin »möchte das eigentlich nicht weiterführen, aber sie ist zu belastet, um den Partner zu verlassen«. In diesen Konstellationen kann Psychotherapie genutzt werden, um Entlastung und soziale Unterstützung zu erhalten (s. u.).

  Konkrete Beispiele Ihrer Patientinnen:

  ....

  ....

  ....

- ☐ **Entlastung und Unterstützung aus dem Gesundheitssystem**: Bei Patienten mit geringen Ressourcen, einem schwachen sozialen Netz und/oder co-abhängigen Partnerschaften (s. o.) bieten Versorgungssituationen im Gesundheitssystem oft den wichtigsten und positivsten Sozialkontakt. Die Therapeutin hört zumindest eine Stunde pro Woche empathisch und verständnisvoll zu, der Physiotherapeut interessiert sich für die Schmerzen und die Arzthelferin ist immer so freundlich … Wenn es um die Entlassung aus einer stationären Behandlung in eine freudlose häusliche Umgebung geht, ist die »Suizidkarte« zur Verhinderung der Entlassung den stationär arbeitenden Kollegen ein gut bekanntes Phänomen. In extremen Fällen der Manipulation kann man es hier auch mal mit Patientinnen zu tun haben, die aktuell keine befriedigende Wohnsituation haben, etwa weil ihr Partner sie hinausgeworfen hat, und in der Klinik weiter wohnen möchten, bis sie eine neue Wohnung gefunden haben. Wenn die Oberärztin dann sagt, dass das kein Grund für einen stationären Aufenthalt ist, wird eben die Suizidkarte gezückt …

  Konkrete Beispiele Ihrer Patientinnen:

  ....

  ....

  ....

INFO 7 • T

Medizinische/Biologische Gründe für Nonresponse

Es gibt Situationen, in denen körperliche Faktoren die psychische Symptomatik verursachen, ohne dass das so klar ins Auge springt. Es gibt dramatische Verläufe, bei denen Patientinnen intensiv psychotherapeutisch versorgt wurden, um viel zu spät festzustellen, dass ein Hirntumor für die Verhaltensänderungen verantwortlich war. Und anekdotische Geschichten wie die des Ohrenarztes, der bei einer Patientin mit vermeintlichen akustischen Halluzinationen und Parästhesien im Ohr eine Ameise aus dem Gehörgang zog, hat vermutlich auch schon jeder gehört …

Sie sollten also immer auch in Erwägung ziehen, dass eine somatische Ursache hinter der aktuellen Problematik steckt – insbesondere bei überraschenden negativen Verläufen, wenn Sie sich also etwa eine Verschlechterung der psychischen Symptomatik kaum oder gar nicht mit den bisher behandelten Faktoren wie dem Krankheitsgewinn oder einem Mangel an Ressourcen erklären können. Schicken Sie Ihre Patientinnen also gerade im Zweifelsfall immer auch unbedingt zur ärztlichen Abklärung!

Typische somatische Ursachen für psychische Probleme

- Schilddrüsenfehlfunktionen
- Andere hormonelle Fehlfunktionen, z. B. Mangel der Geschlechtshormone
- Stoffwechselstörungen
- Chronische Entzündungen
- Tumorerkrankungen

Eigene Beispiele:

....

....

....

....

....

....

INFO 8 • T

Vor- und Nachteile der Veränderung

Die Analyse von schwierigen Faktoren und Ressourcen dient letztlich dazu, einen Überblick zu bekommen, wie wahrscheinlich es ist, dass sich eine Patientin in den ja häufig schwierigen psychotherapeutischen Veränderungsprozess begeben wird oder nicht. Dazu ist es sinnvoll, auch einmal alle Faktoren, die sie in der Symptomatik verharren lassen, den Faktoren gegenüberzustellen, die sich bei einer Veränderung positiv entwickeln könnten. Diese Info dient dazu, dass Sie sich als Therapeutin diesen Überblick verschaffen.

- Auseinandersetzung mit unangenehmen Affekten, Erinnerungen etc.
- Sich eigenen »blöden« Mustern stellen
- Ggf. gefällte Entscheidungen in Frage stellen müssen und mit den Konsequenzen umgehen
- Trauer über verpasste Chancen aufgrund der eigenen Muster
- Sekundärer Krankheitsgewinn, z. B. Krankengeld, Versorgung

- Durch mehr Fokus auf echte eigene Bedürfnisse ein glücklicheres / »besseres« Leben führen
- Eigene Ressourcen und Möglichkeiten besser leben

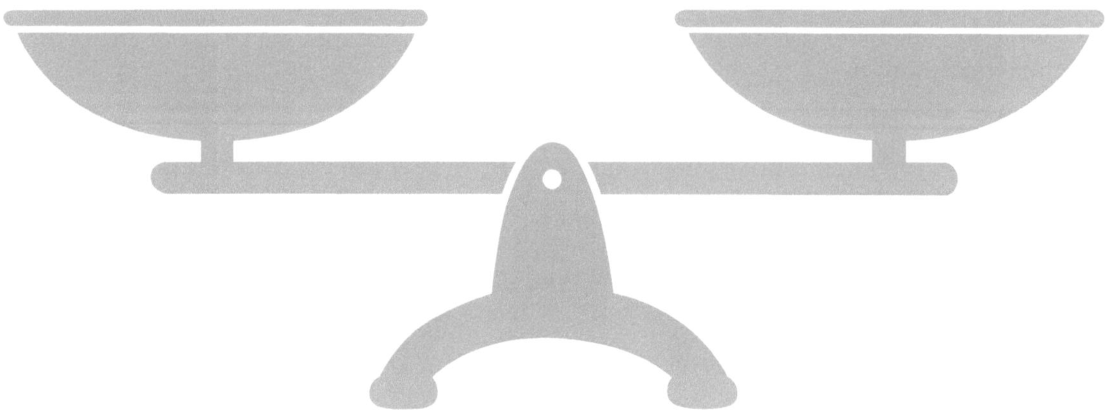

Typische »Kosten« für die Überwindung des Widerstands (primärer und sekundärer Krankheitsgewinn)

Typischer »Nutzen« der Überwindung des Widerstandes

Vor- und Nachteile der Veränderung

Was spricht gegen die Veränderung?
Auf der Waagschale »Contra Veränderung« liegen alle Faktoren des primären und sekundären Krankheitsgewinns. Welche Unterstützung, welche Vorteile erhält die Patientin durch die Aufrechterhaltung der Erkrankung?

(1) Ein wichtiger Aspekt des primären Krankheitsgewinns, gerade bei sehr langjährigen Erkrankungen, ist die Vermeidung von Trauer über die durch die Erkrankung und den damit verbundenen persönlichen Weg verpassten Chancen im Leben. In vielen Fällen wurden aufgrund der Erkrankung (häufig der damit einhergehenden Passivität oder mangelnden Entscheidungsfreude) bestimmte Entscheidungen anders gefällt, als es den eigenen Bedürfnissen entsprochen hätte. Solche Einsichten kann man nicht mehr vermeiden, wenn man sich damit auseinandersetzt, wie das Leben befriedigender weitergehen soll.

(2) Zusätzlich ist hier zu berücksichtigen, wie unangenehm, peinlich oder beschämend die Auseinandersetzung mit den eigenen Symptomen und Problemen sein kann. So ist es sicherlich schwieriger, sich einzugestehen, dass der eigene Alkohol- oder Drogenkonsum die Familie jahrelang maximal belastet hat, als sich damit auseinanderzusetzen, dass eine depressive Episode für eine begrenzte Zeit mit Funktionseinbußen einherging.

(3) Last but not least kann die Veränderung je nach Situation der Patientin auch sehr unterschiedlich anstrengend und fordernd sein. Es kann aus der Therapeutinnen-Perspektive leicht gesagt sein, dass man erstmal »kleine Brötchen backen« oder »Babyschritte gehen« müsse – damit wirklich auch einverstanden zu sein, und die notwendige Anzahl dieser kleinen Schritte zu gehen, erfordert Frustrationstoleranz und Durchhaltevermögen. Gerade daran mangelt es Patientinnen mit chronischen psychischen Problemen aber häufig.

Was spricht für therapeutische Veränderung?
Auf der Waagschale »Pro Veränderung« liegen hingegen all die Entwicklungsziele und Veränderungen, die die Patientin erreichen kann, wenn sie ihre Probleme angeht. Wenn hier ein hohes Maß an zusätzlicher Bedürfnisbefriedigung winkt, ist das natürlich ein großer Antrieb.

Dabei sollte man realistisch bleiben. Nicht zu jedem Zeitpunkt im Leben ist noch alles erreichbar, was sich die Patientin als junge Frau vielleicht gewünscht hätte. Das Alter der Patientin ist deshalb ein Faktor, der diese Waagschale (und natürlich auch die Contra-Seite) sehr stark beeinflusst.

Was spricht für, was gegen eine Veränderung?

Was spricht dagegen, dass ich meine Probleme angehe?	Was spricht dafür, dass ich meine Probleme angehe?
Emotionale Gründe, z. B. ☐ Dann muss ich mich meinen Ängsten nicht stellen ☐ Dann muss ich mich nicht mit meinem Alkoholkonsum / meinen Essattacken / ………….. auseinandersetzen ☐	Emotionale Gründe, z. B. ☐ Dann werde ich mich selbstbewusster und kompetenter fühlen ☐ Dann bekomme ich Kontrolle über meinen Alkoholkonsum / meine Essattacken / ………………………… ☐
Soziale Gründe, z. B. ☐ Dann unterstützt mich ……………… … nicht mehr bei …………………. ☐ Dann geht womöglich die Beziehung kaputt zu …………………. ☐	Soziale Gründe, z. B. ☐ Dann kann ich endlich bestimmte Dinge angehen, z. B. Bewerbung, Studium, Umzug, ……………… ☐ Dann belastet mein Problem die Beziehung zu …………………….. nicht mehr so stark ☐

Was spricht für, was gegen eine Veränderung?

Was spricht dagegen, dass ich meine Probleme angehe?	Was spricht dafür, dass ich meine Probleme angehe?
Finanzielle Gründe, z. B. ☐ Dann bekomme ich kein Krankengeld mehr. ☐ Dann unterstützen mich meine Eltern nicht mehr. ☐	Finanzielle Gründe, z. B. ☐ Dann kann ich einen anderen Job finden und mehr Geld verdienen. ☐ Dann schaffe ich es endlich, mein Studium abzuschließen. ☐ Dann bin ich nicht mehr von meinen Eltern abhängig. ☐
Weitere Gründe:	Weitere Gründe:

Hinderliche Faktoren mit der Patientin ansprechen

Therapeutinnen gehen in aller Regel ganz selbstverständlich davon aus, dass sie alle wesentlichen Muster, die sie bei ihrer Patientin beobachten, auch mit dieser reflektieren sollten. Dahinter steht mindestens implizit die Annahme, dass Selbsterkenntnis nicht nur ein wichtiger Teil von therapeutischen Prozessen, sondern auch ganz generell wünschenswert ist. Vielleicht gehen wir da manchmal auch zu stark von uns selbst aus … Denn es gibt Situationen, in denen das durchaus in Frage gestellt werden kann.

Selbsterkenntnis in der Therapie dient übergeordnet dem Ziel, eigene Bedürfnisse und insbesondere die Steine, die man sich zu deren Erfüllung selbst in den Weg legt, besser zu erkennen. Folgen soll dann ein Beiseiteräumen der Steine und eine bessere Bedürfniserfüllung. Für diesen Zweck ist Selbsterkenntnis auch zweifelsohne wichtig und zielführend. Wenn aber nach der Selbsterkenntnis nicht damit zu rechnen ist, dass die Patientin die Steine auch wirklich aus dem Weg räumen und zu einer besseren Erfüllung ihrer Bedürfnisse finden kann, dann sollte man sich kritisch fragen, was der Patientin die Selbsterkenntnis bringen kann. Im schlimmsten Fall führt sie zu Trauer und Verzweiflung darüber, wie man es sich im Leben eingerichtet hat, ohne Hoffnung auf Besserung. Im allerschlimmsten Fall, etwa bei malignen Narzissten, sogar zu suizidaler Dekompensation, entsprechendem Drama, und einem Stopp in der Bearbeitung des Themas. Deshalb lohnt es sich, bei Fällen mit schwierigen Verläufen und geringer Response einmal darüber nachzudenken, ob man schwierige Faktoren mit der Patientin anspricht oder nicht.

Wann sollten Sie mit der Patientin über die Muster sprechen, die den Therapiefortschritt behindern?
Wenn bei einer Patientin die Ressourcen und die Chancen, die sich aus Veränderungen ergeben würden, klar überwiegen, sollten Sie auf jeden Fall die Themen ansprechen, die den Fortschritt behindern. Das heißt: Wenn sich die »Veränderungswaage« klar zur Seite der Veränderung hin neigt, sollten Sie die Patientin mit Ihren Überlegungen konfrontieren. Selbst oder gerade wenn Sie hier ausgeprägt dysfunktionale Muster wie massive Hospitalisierung, extremen Trotz oder eine radikale Ablehnung von Verantwortung für das eigene Leben beobachten, sollten Sie zumindest solange nicht lockerlassen, bis Sie sicher sein können, dass Sie alles versucht haben, um Ihre Botschaft »an die Frau« zu bringen. Es gibt auch bei der Waage, die sich zur Veränderung hin neigt, natürlich keine Garantie für einen Therapieerfolg – aber versuchen sollten Sie es!

Wann sollten Sie mit der Patientin *nicht* über diese Muster sprechen?
Wenn sich bei einer Patientin die Veränderungswaage deutlich in Richtung »keine Veränderung« neigt **und** die Patientin zusätzlich noch Red Flags (INFO 6 »Analyse von Red Flags«) aufweist, sollten Sie sehr kritisch prüfen, inwieweit Sie sie mit Ihren Überlegungen konfrontieren sollten. Wenn bisherige Therapien nicht erfolgreich waren, keine halbwegs zufriedenstellenden Veränderungen im Leben der Patientin mehr zu erwarten sind und sie zudem die Tendenz hat, auf Krisen und Stress mit suizidaler oder narzisstischer Dekompensation zu reagieren, ist hier vor allem ein »Mehr« an Störung und keine Verbesserung der Situation zu erwarten.

Hinderliche Faktoren mit der Patientin ansprechen

Was sollten Sie tun, wenn die Sachlage nicht so klar ist?
Viele Fälle liegen zwischen den oben beschriebenen Konstellationen. Es gibt möglicherweise einen hohen Krankheitsgewinn oder die Ressourcen der Patientin sind gering – gleichzeitig ist die Situation auch nicht hoffnungslos und/oder die Patientin fragt ganz direkt, was Sie denn glauben würden, warum sie in bestimmten Bereichen ihres Lebens nicht weiterkomme. In solchen Fällen können Sie ausprobieren, was passiert, wenn Sie versuchen, mit der Patientin über ihre kritischen Muster zu sprechen. Beachten Sie dabei nicht nur die jeweils einzelne Sitzung, in der das zum Thema wird, sondern auch den Verlauf nach solchen Sitzungen. Bewährt sich Ihre Konfrontation, bringt sie die Patientin zum Nachdenken und womöglich auch zu ersten Veränderungsschritten? Dann sollten Sie auf dieser Linie bleiben, womöglich ist der »Groschen gefallen«. Oder verändert sich gar nichts, die Patientin erinnert sich womöglich in den folgenden Sitzungen gar nicht an Ihre Konfrontation? Dann ist das ein Hinweis darauf, dass der Widerstand »fest steht« und Ihre Konfrontation vermutlich auch in Zukunft ins Leere laufen wird.

Wichtig

Viele Therapeutinnen stellen sich die Frage, wie sie mit einem zähen Therapieverlauf umgehen können, erst nach vielen Sitzungen, und konfrontieren ihre Patientinnen entsprechend spät mit diesen Überlegungen. Zu diesem Zeitpunkt haben Sie sich als therapeutische Dyade natürlich schon an eine gemeinsame Arbeit gewöhnt, die nicht von Veränderungsdruck und Fortschritt geprägt ist. Hier noch das Ruder herumzureißen ist schwieriger, als wenn Sie diese Themen bereits früh im Therapieverlauf ansprechen. Warten Sie deshalb nur so lange wie nötig, und nicht länger. Sie können einen schwierigen Therapieverlauf/Nonresponse schon nach relativ wenigen, spätestens nach etwa zehn Sitzungen einschätzen.

3 Problematische Muster thematisieren: Konfrontation

Wenn Patienten deutlich problematische Muster aufweisen und Ihre Analyse ergeben hat, dass es sich lohnen könnte, daran zu arbeiten, dann muss eine Konfrontation mit diesen Mustern erfolgen. Dabei ist ein nondirektives, sokratisches Vorgehen vermutlich nicht zielführend – damit sind Sie wahrscheinlich schon gescheitert, sonst würden Sie den Patienten nicht als Person mit »schwierigem Verlauf« einordnen. Je nachdem, was für ein Typ Sie sind, müssen Sie sich vielleicht einen Ruck geben, oder sind auch froh, etwas direktiver arbeiten zu können. In jedem Fall sollten Sie den Patienten so klar wie möglich mit seinen problematischen Mustern konfrontieren, um ihn zu erreichen. Wenn Sie das ausreichend getan haben, sollten Sie beobachten, inwiefern die Saat, die Sie hier versucht haben zu säen, auch Früchte trägt. In Abhängigkeit davon können Sie diesen konfrontativen und änderungsorientierten Weg weitergehen, oder auch irgendwann auf ein eher stabilisierendes Vorgehen für den Alltag umstellen, wie es in Kapitel 4 beschrieben ist.

Für eine eher konfrontative Arbeit können Stuhldialoge sehr nützlich sein. Daher wird in einigen Informationsblättern dieses Kapitels auch beschrieben, wie Sie in der Arbeit mit mehreren Stühlen vorgehen können. Falls Sie mit dieser Technik bereits Erfahrung gesammelt haben, oder sogar gerne damit arbeiten, kann es Ihnen recht leichtfallen, das spontan umzusetzen. Falls Sie bisher wenig oder keine Erfahrung mit Stuhldialogen haben, ist es vermutlich nicht ratsam, diese Technik als erstes in »verhakten« Situationen einzusetzen. Dann wäre es besser, damit zunächst ein wenig Übung und Routine in einfacheren Therapiesituationen zu erwerben.

Arbeits- und Informationsmaterial

INFO 10 Grundprinzipien der Gesprächsführung bei der Konfrontation mit schwierigen Mustern
Auf diesem Informationsblatt werden eher abstrakt einige allgemeine Prinzipien beschrieben, die Sie bei der konfrontativen Arbeit beherzigen sollten. Es geht darum, klar und deutlich zu sein und »vor dem Prozess« zu bleiben.

INFO 11 Konfrontationsstrategien im therapeutischen Gespräch
Auf diesem Informationsblatt geht es darum, wie Sie allgemeine Grundprinzipien der therapeutischen Konfrontation ganz konkret umsetzen können. Es werden konkrete Formulierungen vorgeschlagen, wie Sie Konfrontationen einleiten und auf unterschiedliche Reaktionen des Patienten Ihrerseits reagieren können.

INFO 12 Generelle Hinweise zur Gesprächsführung bei intensiv dysfunktionalen Mustern
Bei der Arbeit mit sehr schwierigen Mustern ist es häufig vorteilhaft, wenn Sie in Ihrer Rolle als Therapeut sehr deutlich und direktiv agieren, dysfunktionale Muster unterbrechen und funktionale Einsichten massiv verstärken.

INFO 13 Stuhldialoge als Technik für die Konfrontation von hartnäckigen Mustern
Stuhldialoge sind eine ausgezeichnete Technik, um Menschen mit ihren problematischen Mustern zu konfrontieren. Auf diesem Informationsblatt wird zusammengefasst, warum das der Fall ist.

INFO 14 Stuhldialoge zur Konfrontation: Einstiege
Der Einstieg in einen Stuhldialog kann etwas »tricky« sein. Auf diesem Informationsblatt geht es darum, welche Einstiegsmöglichkeiten sich bewährt haben, um den Patienten darin zu unterstützen, ei-

nen Überstieg über sein problematisches Muster zu erreichen. Mit »Überstieg« ist gemeint, dass es dem Patienten gelingt, sich gewissermaßen von außen zu betrachten und so auch etwas Distanz zu seinen problematischen Mustern zu gewinnen.

INFO 15 Stuhldialoge zur Konfrontation: Ziele
Bei Patienten mit schwierigen Verläufen ist es besonders wichtig, dass Sie als Therapeut eine Vorstellung davon haben, was Sie mit einem bestimmten Stuhldialog anstreben. Das gibt Ihnen die Möglichkeit, den Stuhldialog auch in die Richtung dieses Zieles zu steuern und abzuschließen, wenn das Ziel erreicht ist.

INFO 16 Stuhldialoge zur Konfrontation: Steuerung des Prozesses
Bei komplizierten Patienten ist es wichtig, emotionale therapeutische Prozesse aktiv mitzusteuern. Dazu ist es notwendig, »vor den Prozess« zu gehen und den Prozess für den Patienten stark zu modellieren.

INFO 17 Arbeit mit Ambivalenz bei Co-Abhängigkeit / geringer Verantwortungsübernahme
Hier wird auf die Besonderheiten und typische Probleme eingegangen, die sich häufig bei Patienten mit Co-Abhängigkeit oder geringer Verantwortungsübernahme zeigen, und wie Sie therapeutisch damit umgehen können.

INFO 18 Arbeit mit Verbitterung
Auf diesem Informationsblatt wird darauf eingegangen, welche Besonderheiten sich bei Patienten mit starker Verbitterung zeigen, wie Sie damit umgehen können und was auch die Grenzen der Arbeit bei diesem Muster sein können.

INFO 19 Arbeit mit Narzissmus
Was Sie bei Patienten mit starken narzisstischen Mustern beachten sollten und welche Faktoren der therapeutischen Arbeit hier auch im Weg stehen, erläutert dieses Informationsblatt.

AB 10 Vor- und Nachteile meiner problematischen Muster
In diesem Arbeitsblatt kann der Patient mit Ihnen gemeinsam erarbeiten, welche Vor- und Nachteile seine problematischen Muster in verschiedenen Bereichen des Lebens haben. Es besteht hier eine gewisse Überlappung zu **AB 11** »Kurzfristige und langfristige Folgen meiner problematischen Muster«. Die Beispiele in diesem Arbeitsblatt beziehen sich auf narzisstische Muster. Selbstverständlich können Sie es auch für Patienten mit allen anderen problematischen Mustern nutzen.

AB 11 Kurzfristige und langfristige Folgen meiner problematischen Muster
Der Fokus wird bei diesem Arbeitsblatt auf die zeitlichen Aspekte gelegt: Welche Konsequenzen haben seine problematischen Muster für den Patienten kurz- und langfristig? Die Beispiele in diesem Arbeitsblatt beziehen sich auf Co-Abhängigkeit. Selbstverständlich können Sie es auch mit allen anderen schwierigen Mustern nutzen.

INFO 20 Die Entwicklung des Patienten über die Zeit beurteilen
In den vorherigen Arbeits- und Informationsblättern dieses Kapitels ging es vor allem darum, wie Sie den therapeutischen Prozess bei Patienten mit bis dahin schwierigen Verläufen doch noch in eine gute Richtung bringen können. Allerdings liegt es in der Natur der Sache, dass das häufig auch nicht gelingt. Auf diesem Informationsblatt geht es darum, anhand welcher Kriterien Sie beurteilen können, ob sich der Prozess in eine gute Richtung entwickelt oder ob das eher nicht der Fall ist.

Grundprinzipien der Gesprächsführung bei der Konfrontation mit schwierigen Mustern

Schwierige Themen

Wenn Sie einen Patienten mit Mustern konfrontieren, die den Therapiefortschritt behindern, dann geht es meist um schwierige, vermiedene Themen. Das liegt in der Natur der Sache, wenn sich der Patient immer wieder selbst Steine in den Weg legt – etwa durch chronisches Jammern, Verbitterung, Trotz, das Abschieben von Verantwortung oder co-abhängige Muster. Zum einen kann es schwierig sein, solche Muster überhaupt mit Abstand zu betrachten. Und wenn es gelingt, ist das oft beschämend und peinlich, denn von außen betrachtet wirkt das doch oft sehr unsympathisch. Das heißt, es wird dem Patienten in der Regel nicht leichtfallen, über diese Muster zu sprechen. Er kann sich angegriffen fühlen und zudem kann es leicht passieren, dass er – aus seiner normalen Abwehr heraus – mit noch mehr Trotz, Jammern, Verbitterung etc. auf Ihre Konfrontation reagiert.

Gestehen Sie dem Patienten zu, dass er sich »angefasst« fühlen kann, und loben Sie ihn dafür, sich damit überhaupt auseinanderzusetzen.

Holprige Gesprächsverläufe sind normal

Bei der Konfrontation mit schwierigen Mustern ist es eher die Regel als die Ausnahme, dass das Gespräch nicht rund und glatt läuft. Der Patient wird Sie möglicherweise nicht sofort verstehen, er wird Ihre Konfrontation abwehren und Ihnen womöglich sogar Vorwürfe machen. Ihnen fallen vielleicht nicht auf jede Abwehr des Patienten gleich die richtigen Worte ein. Wenn der Patient sehr dynamisch interagiert, z. B. viel und schnell über andere schimpft, fällt es Ihnen vielleicht auch manchmal schwer, überhaupt ins Gespräch zu kommen und einen »Fuß in die Tür« zu bekommen. Es ist wichtig, dass Sie sich und dem Patienten solche »holprigen« Gesprächsverläufe nicht übelnehmen, sondern Sie als normal betrachten und sogar antizipieren. Je häufiger Sie solche Gespräche führen, desto leichter wird es Ihnen fallen und desto weniger wird es Sie stressen, wenn das Gespräch etwas dynamischer wird.

Gesprächsführung »vor dem Prozess«

Erwarten Sie nicht, dass Sie den Patienten mit einem sokratischen Stil der Gesprächsführung zu der Einsicht bringen werden, die Sie für nötig halten. Wenn das funktionieren würde, hätte es in Ihrer Therapie bereits geklappt. Der Patient ist in der Abwehr und kann dies vermutlich nur erkennen, wenn Sie ihm das sehr klar spiegeln. Warten Sie also nicht »hinter dem Prozess«, bis der Patient seine Muster erkannt hat, sondern gehen Sie selbst »vor den Prozess« und zeigen und erklären Sie ihm, welche problematischen Muster Sie bei ihm beobachten. Es ist in solchen Situationen oft nötig, dass Sie selbst den Prozess des Gesprächs weitaus stärker steuern, als Sie es aus einer nondirektiven Grundhaltung heraus vielleicht gewöhnt sind.

Klarheit bringt mehr als Höflichkeit

Es ist wichtig, die schwierigen Muster des Patienten in aller Klarheit zu benennen. Sprechen Sie lieber von seiner »narzisstischen Seite« als von der »Seite, die möchte, dass er sich gut fühlt«. Sprechen Sie lieber von der »Co-Abhängigkeit« als von der »liebevollen Ehefrau«. Denn solche relativierend-positiven Beschreibungen treffen auch auf gesunde Muster zu und sind nicht geeignet, dem Patienten vor Augen zu führen, dass es hier ein Problem gibt. Es ist aber wichtig, dass er genau das versteht.

Grundprinzipien der Gesprächsführung bei der Konfrontation mit schwierigen Mustern

Sie erzählen dem Patienten nichts Neues

Viele Therapeuten machen sich Sorgen darüber, wie stark sie einen Patienten belasten, wenn sie ihn auf problematische und unsympathische Interaktionsmuster hinweisen. Es kann Sie entlasten, wenn Sie sich klarmachen, dass der Patient diese Muster vermutlich schon häufig vorgeworfen bekommen hat – aber sicherlich eher im Streit, wenn Menschen in seinem Umfeld deshalb mal wieder an ihm verzweifelt sind. Wer dazu neigt, ständig trotzig, verbittert oder jammernd zu reagieren, hat das von anderen höchstwahrscheinlich auch schon an den Kopf geworfen bekommen. Insofern erzählen Sie dem Patienten nichts Neues, aber Sie geben ihm die Chance, endlich zu verstehen, was andere mit solchen Vorwürfen meinen, wenn Sie klare Worte sprechen.

Auf Beziehungskredit achten

Sie besprechen Themen, die ein hohes Kränkungspotenzial haben können, und sollten kein Blatt vor den Mund nehmen, um dem Patienten zu helfen, seine Probleme wirklich zu sehen. Dafür ist es wichtig, dass Sie auch Beziehungskredit aufbauen, also dem Patienten, wo immer möglich, positive Aufmerksamkeit, Lob und Unterstützung geben. Das erleichtert die Arbeit an schwierigen Themen sehr.

Wichtig

Wenn der Patient grundsätzlich für eine Veränderung bereit ist, werden Sie ihn mit Ihrer Konfrontation erreichen, auch wenn es manchmal etwas hakelig läuft. Denn der Patient wird spüren, dass das, was Sie ihm zu sagen haben, für ihn relevant ist, und er wird es versuchen zu verstehen. Wenn er innerlich nicht (mehr) bereit für eine Veränderung ist, dann werden Sie ihn genauso aber auch nicht erreichen, egal wie elegant Sie Ihre Botschaft verpacken. Versuchen Sie also durchaus, Ihre Botschaft »an den Mann zu bringen« und akzeptieren Sie gleichzeitig die Grenzen, die Ihnen der Patient im Verlauf aufzeigt – letztlich liegt es an ihm, sich für Einsicht und Veränderung zu entscheiden oder nicht.

Konfrontationsstrategien im therapeutischen Gespräch

Wenn Sie den Patienten im therapeutischen Gespräch mit schwierigen Mustern konfrontieren möchten, sollten Sie klar sein, vor dem Prozess aktiv das Thema steuern und die »harte« Konfrontation ausgleichen durch den permanenten Aufbau von Beziehungskredit. Wie kann das ganz konkret funktionieren?

Einstiegsformeln mit hohem Beziehungskredit

Sie können den Einstieg in das Thema libidinös aufladen und dabei gleichzeitig Beziehungskredit aufbauen, indem Sie betonen, wie sehr Ihnen der Patient am Herzen liegt, zum Beispiel mit folgenden Sätzen:

- »Herr X., ich habe viel über Sie nachgedacht und bin auf ein Thema gestoßen, das ich unbedingt gerne einmal mit Ihnen besprechen würde.«
- »Ich habe kürzlich eine Fortbildung gemacht / ein Buch gelesen / einen Vortrag gehört, und dabei immer wieder an Sie denken müssen.«
- »Ich würde gerne mal ein Thema ansprechen, das mir wirklich etwas auf der Seele brennt. Vielleicht ist es etwas schwierig oder kompliziert, aber ich fände es wichtig, darüber einmal zu sprechen.«

Eigene Formulierungen:

....

....

....

Probleme klar und präzise benennen

Schonen Sie den Patienten nicht durch falsch verstandene Höflichkeit – das wird meist eher dazu führen, dass er Sie nicht versteht.

- »Ich frage mich, ob Ihnen nicht häufig Ihr narzisstischer / dependenter / verbitterter / trotziger Anteil im Weg steht.«
- »Was Sie gerade sagen, klingt für mich ziemlich narzisstisch / dependent / verbittert / trotzig. Verstehen Sie, was ich damit meine?«
- »Sagen Sie, hat Ihnen eigentlich schon mal jemand gesagt, dass Sie manchmal narzisstisch / dependent / verbittert / trotzig sind? Können Sie damit etwas anfangen?«

Eigene Formulierungen:

....

....

....

Konfrontationsstrategien im therapeutischen Gespräch

Bezug zu Aussagen aus dem sozialen Umfeld des Patienten nehmen

In den meisten Fällen haben Patienten die Themen, die Sie schwierig finden, von ihrem Umfeld schon häufig vorgeworfen bekommen. Das können Sie ausgezeichnet für die Konfrontation nutzen. Dafür ist es aber wichtig, dass Sie generell der Versuchung widerstehen, sich mit dem Patienten zu solidarisieren, wenn er von Vorwürfen aus dem Umfeld berichtet. Nutzen Sie solche Vorwürfe stattdessen als Aufhänger für Ihre Konfrontation.

- »Ihre Partnerin hat Sie als narzisstisch / verbittert / trotzig bezeichnet, sagen Sie. Ich verstehe, dass Sie das kränkt, aber verstehen Sie eigentlich, was sie damit gemeint hat?«
- »Ihre Partnerin hat Sie damit gekränkt, und das kann ich auch gut verstehen. Möchten Sie einmal mit mir gemeinsam schauen, was vielleicht an diesem Vorwurf dran sein könnte?«
- »Ihre Partnerin hat Sie als narzisstisch / verbittert / trotzig bezeichnet, das war nicht schön, das verstehe ich. Haben Sie von anderen Menschen sowas auch schon mal gehört?«

Eigene Formulierungen:

....

....

....

Unkonstruktive Reaktionen löschen statt Beißhemmung zu entwickeln

Manchmal reagieren Patienten auf solche Konfrontationen mit unkonstruktiver Selbstabwertung (»Sie finden mich genauso blöd wie alle anderen und denken auch, dass ich eine Nervensäge bin!«). Diese löst bei Therapeutinnen oft reflexhaft eine gewisse Beißhemmung aus (»Nein, so habe ich das gar nicht gemeint!«). Es ist wichtig, dieser Beißhemmung nicht nachzugeben, und stattdessen die unkonstruktive Selbstabwertung zurückzuweisen.

- »Das sagt jetzt Ihr innerer Kritiker, dass ich Sie blöd finde. Das ist Quatsch – ich würde dieses schwierige Thema ja nicht ansprechen, wenn Sie mir nicht wichtig wären! Das sollten wir deshalb jetzt mal beiseite lassen. Verstehen Sie denn, was ich gerade sagen wollte?«
- »Wenn ich Sie blöd fände und eine Nervensäge, was würde ich denn dann jetzt machen? Mit Ihnen dieses schwierige Thema versuchen aufzudröseln oder Sie einfach in Ruhe weiterschimpfen lassen?«

Eigene Formulierungen:

....

....

....

Konfrontationsstrategien im therapeutischen Gespräch

Konstruktive Reaktionen verstärken

Wenn der Patient konstruktiv auf Ihre Konfrontation reagiert, also etwa Verständnis zeigt oder nachdenklich wird, sollten Sie das unbedingt sofort und deutlich verstärken. Sie können den Patienten gar nicht genug loben, um ihn zu verstärken und Beziehungskredit aufzubauen – halten Sie sich hier also nicht zurück, selbst wenn Ihnen Ihre eigenen Worte vielleicht selbst etwas übertrieben vorkommen.

- »Ich bin begeistert, wie gut Sie verstehen, was ich meine.«
- »Das finde ich total klug von Ihnen, wie Sie das jetzt einordnen.«
- »Es freut mich sehr, dass Sie so interessiert reagieren.«
- »Ich bin beeindruckt, wie gut Sie dieses Thema reflektieren können.«

Eigene Formulierungen:

....

....

....

Generelle Hinweise zur Gesprächsführung bei intensiv dysfunktionalen Mustern

Wenn Sie einen Patienten mit sehr dysfunktionalen interaktionellen Mustern konfrontieren müssen, handelt es sich in der Regel um Verhaltensweisen mit hoher Dynamik und Dominanz. Zum Beispiel schimpft der Patient viel und lautstark, beklagt intensiv verbittert sein Schicksal oder verharrt im Trotz. Es ist wichtig, dass Sie sich klarmachen, dass Sie ein solches Gegenüber nur durch starke kommunikative Signale erreichen – das für Therapeuten meist übliche, nondirektive, vorsichtige, sensible Interagieren verhallt einfach oft ungehört.

Wenn Sie in diesem Sinne lauter und dynamischer interagieren, ist es nicht zu verhindern, dass Sie auch mal etwas Unüberlegtes und möglicherweise sogar etwas Unsensibles äußern. Nehmen Sie sich das nicht übel. In vielen Fällen wird der Patient solche klaren Worte sogar brauchen. Und viele Ihrer Äußerungen werden ohnehin untergehen und bei Ihrem Patienten, der ja zuallererst in seinen eigenen Mustern feststeckt, ohnehin gar nicht »ankommen«.

Merke

Die Konfrontation mit intensiv dysfunktionalen Mustern funktioniert nur, wenn Sie selbst kommunikativ »laut« und sehr deutlich sind. Gestehen Sie sich zu, etwas undifferenzierter, direkter und weniger sensibel zu agieren, als Sie es sonst aus der Therapie gewohnt sind. Legen Sie nicht jedes Wort auf die Goldwaage – weder beim Patienten noch bei Ihnen selbst.

Unkonditionale Zuwendung stoppen

Auf der nonverbalen Ebene bedeutet das, dysfunktionale Muster auch einmal zu löschen, den Patienten zu unterbrechen und Ihre übliche unkonditionale Zuwendung zu stoppen, wenn der Patient wiederholt oder langatmig Inhalte ventiliert, die Sie dysfunktional oder für die Therapie unerheblich finden. Reagieren Sie auf solche Muster durchaus auch einmal ohne Verstärkung oder in der Steigerung sogar mit »Störmanövern« – beobachten Sie dabei, wann dem Patienten überhaupt auffällt, dass Sie nicht mehr wie gewohnt auf ihn reagieren. Das gibt Ihnen gute Hinweise darauf, wie stark die Abwehr ist, wie responsiv der Patient auf (nonverbale, implizite) Kritik reagiert und auch wie deutlich Sie werden müssen, damit es der Patient überhaupt merkt.

Dysfunktionale Muster können Sie nonverbal löschen oder unterbrechen, indem Sie zu den Äußerungen des Patienten nichts mehr sagen, nicht mehr nicken, den Patienten nicht bedauern, sondern starr an den Boden blicken. Sie können in einer Eskalationsstufe die Situation auch ruppig verändern bzw. unterbrechen, indem Sie z. B. aufstehen, sich ans Fenster stellen und hinausblicken, durch den Raum gehen oder gar in Unterlagen auf Ihrem Schreibtisch blättern. So können Sie herausfinden, was notwendig ist, um den Patienten zu stoppen.

Wichtig

Achtung: Es geht hier nicht um einen Machtkampf! Alle diese Maßnahmen sollten Sie einsetzen, um zu prüfen, wie hart die Abwehr des Patienten steht und wie flexibel er überhaupt (noch) ist, seine Muster zu unterbrechen oder zu verlassen. Sobald Sie wissen, was Sie wissen wollen – zum Beispiel, dass das verbitterte Lamento des Patienten nicht aufhört, selbst wenn Sie sich an den Schreibtisch setzen – brechen Sie dieses Verhalten natürlich ab. In Abhängigkeit von Ihrer Gesamteinschätzung der Situation wissen Sie dann, dass Sie entweder in Ihrer weiteren Konfrontation sehr hart und geduldig sein müssen, oder dass Sie darauf verzichten sollten, diese weiter zu verfolgen.

Generelle Hinweise zur Gesprächsführung bei intensiv dysfunktionalen Mustern

Funktionale Reaktionen massiv verstärken

Umgekehrt gilt das Gleiche: Wenn ein Patient es schafft, sein dysfunktionales Muster zu unterbrechen und funktionalere Ansichten zu äußern (»Vielleicht jammere ich doch manchmal etwas viel, das sagt meine Frau auch immer«; »Ich verstehe schon, was Sie meinen mit dem Trotz«), loben und verstärken Sie den Patienten hemmungslos und »über den grünen Klee« und zeigen Sie deutliche Signale von Zuwendung. Auch damit gehen Sie über Ihr übliches, nondirektives, bedachtes Maß vielleicht weit hinaus. Das ist in dieser Situation richtig! Machen Sie sich immer wieder klar, dass nur sehr deutliche Kommunikation überhaupt zum Patienten durchdringt – das gilt sowohl für negative als auch für positive Äußerungen.

Beispiel • Starke positive Verstärkung

- Großes Lob: »Ich bin begeistert, dass Sie das so klug einschätzen können!«
- Starke positive Emotionen: Strahlen Sie den Patienten an, freuen Sie sich ganz offensichtlich über funktionale interaktionelle Bewegungen.
- Zeigen von nonverbaler Zuwendung: Bewegen Sie sich zum Patienten hin, knien Sie sich im Stuhldialog z. B. neben seinen Stuhl, nicken Sie kräftig.

Das richtige Timing finden

Starke Interaktion und Konfrontation erfordern oft ein anderes Timing als die übliche, ruhig fließende therapeutische Interaktion. In manchen Situationen – z. B. wenn der Patient unablässig vor sich hin schimpft – ist es zielführend, wenn Sie den Patienten rasch und hart unterbrechen, um selbst ins Gespräch zu kommen. Hier neigen Therapeuten aufgrund ihrer in der Regel nondirektiven Art oft dazu, sich zu wenig aktiv einzubringen – mit dem Ergebnis, dass der Patient nicht aus seinem Muster herauskommt. Sie müssen also schneller sein als üblich. In anderen Situationen kann es hingegen richtig sein, auch mal eine Weile gar nichts zu sagen, um den Patienten nachdenken und vielleicht auch mal eine unangenehme Erkenntnis sacken zu lassen. Hier neigen Therapeuten oft dazu, sehr schnell in eine Reflexion zu gehen und die Härte der Erkenntnis etwas abzufedern. Das heißt, Sie müssen hier oft langsamer sein als üblich. Je häufiger Sie so arbeiten, desto besser wird Ihr Gefühl für das richtige Timing werden.

Feedback einholen

Wenn Sie in der beschriebenen Form aktiv werden, kann das für Sie zunächst einen großen Bruch mit Ihrer üblichen therapeutischen Haltung darstellen. Das kann sich für Sie fremd anfühlen. Erbitten Sie deshalb nach jeder Sitzung Feedback vom Patienten (»Ich war heute ja sehr direkt zu Ihnen. Wie fanden Sie das, wie geht es Ihnen jetzt?«). Sie werden oft hören, dass Sie »heute schon ungewöhnlich hart waren, so hat noch nie ein Therapeut mit mir gesprochen. Aber ich weiß ja, dass Sie recht haben«. Das hilft Ihnen dann auch zu verstehen, dass Ihr »hartes« Verhalten unter Umständen genau das ist, was der Patient braucht und dass Sie sich deshalb nicht schlecht zu fühlen brauchen. Sie werden aber auch Feedback erhalten, das Ihnen helfen wird, Ihre eigenen Strategien zu verfeinern, z. B. »Sie haben ja Recht, aber auf dem Beispiel mit xyz hätten Sie jetzt nicht so rumreiten brauchen, ich habe es auch so verstanden!«

Stuhldialoge als Technik für die Konfrontation von hartnäckigen Mustern

Stuhldialoge sind eine ausgezeichnete therapeutische Technik, um Patienten mit schwierigen Verhaltensmustern oder »Anteilen« zu konfrontieren und die Auseinandersetzung damit anzuregen. Dazu werden mindestens zwei Stühle aufgestellt – einer für das schwierige Verhalten (z. B. Verbitterung, Jammern, Schimpfen, Trotz) und einer für eine »gesunde« Perspektive, aus der der Patient von außen auf sein Muster schaut. Das Ziel ist dann natürlich, die Nachteile dieses Verhaltens zu sehen, zu verstehen, wie stark dieses Verhalten therapeutischen Fortschritt behindert und idealerweise zu überlegen, wie das Verhalten reduziert werden kann.

Letztlich arbeiten wir in Stuhldialogen immer in irgendeiner Form mit inneren Konflikten, zum Beispiel zwischen Dependenz und Eigenverantwortung oder zwischen Verbitterung und Akzeptanz. Im Kontext von schwierigen Therapieverläufen und Nonresponse geht es dabei immer um Konflikte mit Anteilen, die stark dysfunktional sind und in denen der Patient sehr »festhängt«.

Typische Konflikte, die in Stuhldialogen mit Patienten mit schwierigem Verlauf behandelt werden

- Verbitterung vs. Akzeptanz der Situation
- Dependenz von anderen vs. Übernahme von Verantwortung für das eigene Leben
- Trotz vs. Bereitschaft, sich Problemen zu stellen und Kompromisse zu suchen
- Co-abhängige Illusionen vs. Einsicht in die Unveränderbarkeit der kranken Bezugsperson
- Narzisstische Selbstüberhöhung vs. Akzeptanz von schwierigen, selbstwertschädigenden Situationen

Im Stuhldialog stehen dann typischerweise zwei Stühle: einer für jede Seite des jeweils aktuellen Konflikts.

In den Situationen, die wir hier besprechen, ist der jeweilige Konflikt beim Patienten immer einseitig aktualisiert. Er erlebt nur die Verbitterung, den Trotz oder die co-abhängige Hoffnung … Das heißt aber nicht, dass die andere Seite nicht existieren würde, dass der Patient also überhaupt nicht in der Lage wäre, auch eine »gesunde« Einschätzung der Situation vorzunehmen. Die entscheidende Frage ist allerdings, ob er bereit ist, in diese Perspektive zu gehen, ob diese Perspektive für ihn also »bewusstseinsfähig« ist. Und genau das können Sie mit einem Stuhldialog forcieren bzw. prüfen, inwieweit der Patient hier mitgeht.

Konflikte haben sehr zuverlässig die Eigenschaft, dass beide Seiten in einer gewissen Balance stehen müssen. Wenn eine Seite betont wird, verstärkt das automatisch den Druck zur Aktualisierung der anderen Seite. Deshalb ist es häufig auch so wenig zielführend, wenn die Therapeutin versucht, den in der Abwehr steckenden Patienten zu überreden, sich gesünder zu verhalten. Ihre verstärkte Aktualisierung der »gesunden Seite« erhöht auf Patientenseite nur den Druck, in der Abwehr zu verharren.

Umgekehrt ist etwa Motivational Interviewing (Miller & Rollnick, 2015) eine Technik der Gesprächsführung (ohne Stuhldialoge), bei der der Therapeut die »kranke Seite« einnimmt und betont (»Okay, verstehe ich es richtig, im Gegensatz zu Ihrer Frau würden Sie sagen, der Alkoholkonsum stellt bei Ihnen gar kein Problem dar?«) und so versucht, die »gesunde Seite« beim Patienten hervorzulocken (»Naja, ganz so stimmt das jetzt ja auch nicht …«).

Stuhldialoge als Technik für die Konfrontation von hartnäckigen Musterns

Beispiel • Typische Therapiesituation, in der der Therapeut vor allem die dysfunktionale Seite des Patienten verstärkt

Der Patient hat zum wiederholten Mal die vereinbarten Hausaufgaben nicht gemacht und erklärt, warum alles nicht funktioniert hat. Der Therapeut schlägt ihm Lösungen vor, die vom Patienten alle mit einem »aber« abgelehnt werden. Der Therapeut lehnt sich immer mehr vor, der Patient immer mehr zurück. In der Intervision berichtet der Therapeut, der Patient habe eine »Wasch mich, aber mach mich nicht nass«-Haltung.

Übrigens: Alle intrapsychischen Konflikte können sich auch interpersonell zeigen und umgekehrt sind interpersonelle Konflikte sehr häufig Abbilder entsprechender intrapsychischer Konflikte. Wenn ein Patient also zum Beispiel immer wieder von seiner Partnerin vorgeworfen bekommt, dass er bitte nicht so verbittert sein solle, dann ist das eine interpersonelle Manifestation des Konfliktes zwischen Verbitterung und Akzeptanz. In der Arbeit mit Stuhldialogen gehen wir ganz generell davon aus, dass sich dieser Konflikt eigentlich genauso im Patienten finden lässt – es sei denn, die Abwehr ist so stark, dass der Patient die Einsicht in die Dysfunktionalität seiner üblichen Haltung quasi verweigern und einseitig in seinem Konflikt verharren »muss«.
Im Stuhldialog kann man das schwierige Muster auf einen Stuhl setzen und den Patienten bitten, auf dem Stuhl gegenüber darüber zu reflektieren. Es gibt kaum eine bessere therapeutische Möglichkeit, diese Distanzierung zu schaffen und den Blick auf die eigenen schwierigen Anteile zu fördern.

Allerdings ist das bei Patienten mit sehr schwierigen Verhaltensweisen nicht so ein Selbstläufer wie etwa bei Patienten, mit denen Sie im Stuhldialog ihren inneren Kritiker bekämpfen und die darüber sehr glücklich sind, ihren inneren Kritiker endlich mal auf einen Stuhl setzen und hinauswerfen zu dürfen. Zum Beispiel gehen Patienten mit schwierigen Mustern oft nicht von selbst mit der Einsicht in den Stuhldialog, dass ihr schwieriges Muster überhaupt ein Problem darstellt – anders als der Patient, der sehr froh ist, seinen inneren Kritiker als Problem sehen zu dürfen. Vielleicht finden sie es sehr beschämend, sich ihre Muster anzusehen, und reagieren entsprechend mit Ausweichmanövern. Oder es stellt sich im Stuhldialog heraus, dass sie einfach nicht bereit dazu sind, ihre problematischen Muster als solche zu sehen. Deshalb gilt es, solche Stuhldialoge mit einer gut angepassten Instruktion einzuleiten und so zu führen, dass das Ziel, den Patienten zur Einsicht in seine schwierigen Muster zu bringen, konsequent verfolgt wird. Zudem muss im Verlauf der Übung kritisch beobachtet werden, ob man dem Ziel näherkommt oder nicht.

Tipp

Wenn der Patient es im Stuhldialog überhaupt nicht schafft, eine kritische Distanz zu seinen Widerständen einzunehmen, dann ist es unwahrscheinlich, dass das mit irgendeiner anderen therapeutischen Technik besser gelingt. So können Sie den Stuhldialog auch dafür nutzen zu ermitteln, ob ein Konflikt für den Patienten bewusstseinsfähig ist oder nicht.

Stuhldialoge zur Konfrontation: Einstiege

Bei vielen Patienten, die keine schwierigen Verläufe aufweisen, können Sie Stuhldialoge ganz natürlich und organisch aus dem Fluss des therapeutischen Gespräches heraus beginnen. Zum Beispiel berichtet eine Patientin darüber, dass sie sich irgendetwas nicht zutraut, was sie eigentlich können sollte, und Sie stellen zwei Stühle auf – einen für die Seite, die sich das nicht zutraut, und einen für die andere Seite, die das anders sieht.

Patienten mit schwierigen Verläufen und starker Abwehr hängen per definitionem stark in ihrer Abwehr fest und bringen nur eine Seite des Konfliktes in den Therapieraum. Dann funktioniert es oft nicht, zwei Stühle aufzustellen, einen für die Abwehr und einen für die »gesunde« Seite, die das anders sieht, denn der Patient wird diesem Konzept oft nicht zustimmen bzw. initial nichts damit anfangen können (»Was meinen Sie mit meiner gesunden Seite – es ist doch meine gesunde Seite, die findet, dass sich mein Mann ändern muss, das bestätigt mir doch auch jeder!«). Auf diese Einleitung können Sie also oft nicht zurückgreifen. Dabei ist dieser Perspektivwechsel in diesen Fällen besonders wichtig!

Sie haben zum Glück eine gute Alternative im Vorgehen zur Hand. Da sich jeder intrapsychische Konflikt auch interpersonell zeigen kann, können Sie die Parteien interpersonaler Konflikte gewissermaßen als Stellvertreter für den intrapersonalen Konflikt auf die Stühle setzen. Dafür haben Sie zwei Möglichkeiten: Entweder nutzen Sie Konflikte aus dem Umfeld des Patienten, von denen dieser schon berichtet hat, oder Sie inszenieren selbst einen kleinen interpersonalen Konflikt und setzen diesen dann auf Stühle.

Konflikte aus dem Umfeld des Patienten nutzen

Häufig berichten Patienten über Konflikte mit ihrem Umfeld, die sehr gut Ihre Einschätzung von den Mustern der Patienten widerspiegeln. Ein Indikator für einen »passenden« Konflikt ist, dass der Patient darüber empört ist, aber Sie das Gefühl haben, sehr gut zu verstehen, was die jeweilige Bezugsperson eigentlich meint.

Beispiel • Geeignete Konflikte aus dem natürlichen Umfeld des Patienten

- Der Partner wirft dem Patienten vor, dass er zu viel jammert / so oft trotzig ist / immer alles viel zu negativ sieht.
- Die Chefin streitet immer wieder mit dem Patienten darüber, dass er keine Verantwortung übernimmt.
- Die Partnerin wirft dem Patienten vor, er sei narzisstisch.
- Freundinnen der Patientin haben ihr immer wieder zurückgemeldet, dass sie viel jammern oder die ganze Zeit schimpfen würde.

Wenn der Patient Ihnen solche Informationen gibt, können Sie diese nutzen, um einen Stuhldialog zu beginnen. Denn das Ziel ist, dass der Patient einmal aus der Außenperspektive auf sein eigenes Verhalten schaut, und dafür können Sie solche Konflikte sehr gut nutzen. Sie stellen dann einen Stuhl für den Patienten in seinem schwierigen Muster auf (»Hier auf diesem Stuhl sitzen Sie – mit all Ihrer Empörung / mit den Gefühlen, die Sie immer wieder haben«). Der Stuhl, auf dem der Patient seine Muster aus einer »gesunden Perspektive« reflektieren soll, wird eingeführt als Stuhl für die Person, mit der Konflikte bestehen (»Und auf diesem Stuhl sitzt xy, wenn sie findet, dass Sie narzisstisch sind / zu viel jammern / keine Verantwortung übernehmen«). Lassen Sie den Patienten dann abwechselnd auf den beiden Stühlen Platz nehmen und tragen Sie, wenn er auf dem Stuhl der anderen Person sitzt, dafür Sorge, dass er dort auch in diese Perspektive geht.

Die Nutzung solcher »natürlicher Personen« aus dem Umfeld des Patienten hat den Vorteil, dass der Konflikt für den Patienten sehr valide ist. Er kennt diese Vorwürfe und die Person ist ihm wichtig (unwichtige Personen sollten Sie hier auf keinen Fall einsetzen!). Deshalb hat er auch ein gewisses Interesse, ihre Perspektive zu verstehen. Zudem hat die betreffende Person womöglich schon häufiger versucht, ihm detailliert zu erklären, was sie stört, so dass dem Patienten hier im besten Falle bereits einige Informationen zur Verfügung stehen, die Sie nutzen können.

Risiken von Stuhldialogen mit Patienten in schwierigen Therapieverläufen

Allerdings gibt es auch zwei Nachteile bzw. Risiken: Zum einen haben Menschen mit stark dysfunktionalen Mustern nicht selten Bezugspersonen, die ebenfalls sehr dysfunktional agieren. Wenn die Vorwürfe auf Seiten der anderen Person zum Beispiel regelmäßig massig aggressiv eskalieren, kann das nicht als »gesund« betrachtet werden. Sie sollten hier deshalb nur Personen einsetzen, von denen Sie aufgrund der Schilderung des Patienten den Eindruck haben, dass sie mindestens in einem gewissen Maße funktional agieren.

Der zweite Nachteil besteht darin, dass Sie diesen Stuhldialog weniger eng steuern können, als wenn Sie sich selbst als Repräsentant für den »gesunden« Stuhl verwenden. Denn wenn Sie auf dem Stuhl der Bezugsperson eine funktionale Einschätzung abgeben, die der Patient zurückweist, weil »diese Person das niemals so sagen würde«, dann können Sie in einer Sackgasse landen. Dann ist es besser, einen kleinen Konflikt zu inszenieren, und sich selbst als Repräsentantin der »gesunden« Seite einzusetzen.

Selbst einen kleinen interpersonellen Konflikt inszenieren

Das klingt viel dramatischer, als es in Wirklichkeit ist. Patienten, die massiv in dysfunktionalen Abwehrstrategien stecken, reden oft »ohne Punkt und Komma« über ihre Themen und achten gar nicht auf Input von anderen Menschen. Fragen Sie Ihren Patienten, wenn er wieder in seinem üblichen Muster kreist, zweimal, wie Sie ihm heute in der Sitzung helfen können. Wenn darauf keine inhaltlich überzeugende Antwort kommt, sondern der Patient in seiner Abwehr verharrt (»Ich glaube, Sie können mir gar nicht helfen, ich muss Ihnen erzählen, was xy heute wieder gebracht hat …«), dann haben Sie ausreichend »Konflikt inszeniert«, um daraus einen Stuhldialog zu machen. Stehen Sie auf, stellen Sie zwei Stühle auf und ordnen Sie jeweils einen sich und Ihrem Patienten zu: »Herr X., ich würde gerne einen Stuhldialog mit Ihnen machen. Auf diesem Stuhl hier sitzen Sie mit all dem, was Sie mir gerade erzählen. Und auf dem anderen Stuhl sitze ich und möchte Ihnen helfen. Mit welchem Stuhl fangen Sie an?« Meist wählen Patienten ihren eigenen Stuhl als erste Perspektive.

In diesem Format können Sie den Patienten maximal intensiv anleiten, sein Verhalten aus einer Außenperspektive (der Perspektive der Therapeutin, die helfen will) zu reflektieren. Die Nachteile, die sich bei Personen mit realen Konflikten aus dem Umfeld des Patienten ergeben, haben Sie hier nicht, denn Sie können sehr gut beurteilen, was ein Therapeut sagen würde und was nicht – und Sie wissen, dass Sie es mit einem Patienten zu tun haben, der bereits viele Sitzungen Therapie hinter sich hat und deshalb ebenfalls recht gut weiß, was Therapeuten in aller Regel so sagen.

Stuhldialoge zur Konfrontation: Einstiege

Formulierungen zur Förderung der Außenperspektive

Wenn der Patient auf dem »Stuhl des Therapeuten« seine eigene Perspektive nicht verlässt, können Sie sagen:

- »Stopp! Sie sagen, der andere Stuhl da drüben habe ja Recht, wenn er sagt, … (das Problem sei nur zu lösen, wenn sich xyz ändere / der Patient habe eh immer Pech / der Patient sei ein Versager etc.) – habe ich das jemals gesagt? (Abwarten!) … Nein, genau, so etwas sage ich nicht. Was würde ich sagen?«
- »Sie sagen, ich sei der Experte und Sie könnten hier auf diesem Stuhl gar nichts sagen. Das glaube ich nicht – Sie wissen doch ganz gut, was Therapeuten in der Regel so von sich geben … was würde ich wohl sagen, haben Sie eine Idee?«
- »Sie haben keine Ahnung, was ich sagen würde? Come on, wir sprechen seit 10 Sitzungen, das glaube ich Ihnen nicht, wir kochen doch alle nur mit Wasser … nach allem, was Sie bisher von mir und von anderen Therapeuten gehört haben, was würde ich wohl sagen?«

Stuhldialoge zur Konfrontation: Ziele

Setzen Sie sich ein Ziel

Es ist wichtig, dass Sie in einem Stuhldialog, in dem Sie einen Patienten mit einem hartnäckigen Muster konfrontieren, ein klares Ziel verfolgen. Denn in aller Regel läuft der Prozess nicht von alleine und Sie müssen die Übung intensiv steuern – daher gibt es Ihnen Sicherheit und wird die Übung erst sinnvoll machen, wenn Sie wissen, wohin Sie steuern. Meistens wird das Ziel in etwa darin bestehen, dass der Patient es schafft, sich zumindest kurz aus seinem schwierigen Muster zu lösen und es mit etwas Distanz zu reflektieren. Diese Reflexion sollte zumindest ansatzweise beinhalten, dass er in mancher Hinsicht (zum Beispiel in der Therapie) nicht vorankommen wird, solange er in diesem Muster verharrt.

Nehmen Sie sich nicht zu viel vor

Viele Therapeuten haben zumindest implizit das Konzept, dass in einem Stuhldialog idealerweise immer auch ein innerer Kritiker bekämpft oder ein inneres Kind beeltert werden sollte. Das ist aber für die Patienten, über die wir hier sprechen, vermutlich viel zu hoch gegriffen. Bedenken Sie, dass der Patient bisher keine Fortschritte gemacht hat und dass eine Reflexion dieser Situation bereits sehr anspruchsvoll für ihn ist. Zusätzliche weitere Prozesse würden ihn vermutlich überfordern und dann logischerweise in genau das Muster zurückfallen lassen, dass Sie gerade besprechen möchten. Außerdem ist das, was Sie mit ihm erreichen möchten, im Moment einfach extrem wichtig. Es sollte nicht durch weitere Ideen und Impulse »verwässert« werden. Falls es der Patient schafft, das schwierige Muster zu überwinden, das ihn aktuell blockiert, können Sie alle anderen wünschenswerten Prozesse später anstreben.

Beenden Sie die Übung, wenn das Ziel erreicht wurde oder nicht erreichbar erscheint

Wenn Sie ein klares Ziel verfolgen, können Sie auch leichter entscheiden, wann Sie die Übung beenden können. Das ist nämlich entweder dann der Fall, wenn Sie das Ziel erreicht haben – oder wenn Sie merken, dass Sie es wohl nicht erreichen werden.

Woran merken Sie, dass Ihr Patient keinen Weg aus seiner Abwehr findet?

Sie werden immer wieder erleben, dass auch ein Stuhldialog nicht dazu führt, dass ein Patient eine kritische Distanz zu seinen schwierigen Mustern aufbaut und diese reflektiert – insbesondere bei Patienten, deren Veränderungswaage ohnehin nicht stark zur Veränderung neigt. Die folgenden Hinweise helfen Ihnen bei der dieser Einschätzung:

- Der Patient »stellt sich dumm«, z. B. durch wiederholte Äußerungen wie »Woher soll ich wissen, was Sie sagen würden, Sie sind doch die Therapeutin!«, obwohl er schon viele Stunden Therapie hinter sich hat und gut weiß, was Therapeuten so sagen.
- Der Patient gleitet immer wieder in andere Abwehrmuster ab, obwohl Sie versuchen, seine Einsicht stark in die gesunde Richtung zu steuern. Diese Abwehrmuster können noch schwerer sein, z. B. Suizidalität oder Drohungen.
- Sie sind in der Gegenübertragung irgendwann extrem genervt, weil sich der Prozess einfach nur im Kreis dreht und nicht vorankommt.

Stuhldialoge zur Konfrontation: Ziele

Finden Sie einen schlichten Abschluss
Wenn Sie Ihr Ziel erreicht haben, verstärken Sie den Patienten, loben ihn, bitten ihn, die Übung sacken zu lassen, und beenden Sie die Sitzung. Widerstehen Sie der Versuchung, doch noch schnell einen inneren Kritiker zu bekämpfen oder ein inneres Kind zu beeltern …

Formulierung zum Abschluss

»Ich finde es ganz toll, was wir heute erarbeitet haben. Super, wie Sie die Übung mitgemacht haben! Und was Sie gerade gesagt haben, war sehr klug und reflektiert. Ich finde, Sie sollten das einfach mal sacken lassen und noch ein bisschen drüber nachdenken. Ich bin gespannt, was Sie bei unserer nächsten Sitzung noch dazu sagen werden.«

Wenn die Übung gescheitert ist und Ihr Ziel nicht erreicht wurde, bitten Sie den Patienten um Feedback, um selbst möglichst viel daraus zu lernen. Kehren Sie dann zur Tagesordnung zurück – diese wird vermutlich darin bestehen, dass der Patient sich wieder in sein übliches Muster begibt und von der Übung nicht viel hängenbleibt.

Stuhldialoge zur Konfrontation: Steuerung des Prozesses

Steuerung emotionsfokussierter Techniken vor oder hinter dem Prozess

Emotionsfokussierte (und auch andere) Techniken der Psychotherapie sollen beim Patienten meist einen Prozess in Gang setzen, in dessen Verlauf er sich mit wichtigen Gefühlen, Einsichten oder Bedürfnissen auseinandersetzt, die er bisher vermieden hat. Ziel ist in der Regel, dass der Patient Hürden erkennt, die er sich selbst baut und Wege zu ihrer Überwindung findet.

In der klassischen humanistischen Therapie, die solche Überlegungen stark betont, wird davon ausgegangen, dass Menschen durch ihre Tendenz zur Selbst-Aktualisierung und zum inneren Wachstum automatisch in diese Prozesse gehen, sobald man ihnen dafür den Raum gibt. Bei vielen Patienten, insbesondere Menschen mit einer hohen emotionalen Differenziertheit, klappt das auch oft gut. Wenn Sie mit solchen Patienten einen Stuhldialog beginnen, läuft der nahezu von alleine – der Patient kann damit gut spüren, welche Konflikte er hat und was seine wahren Bedürfnisse sind. Dann ist Ihre Aufgabe als Therapeut, *hinter dem Prozess* zu bleiben. Das bedeutet, Sie bestärken den Patienten, geben seinen Gefühlen Raum und bestätigen ihm insgesamt, dass er sich mit bedeutsamen Themen auseinandersetzt.

Mit Patienten, die weniger differenziert oder schwerer gestört sind, funktioniert das jedoch oft nicht. Wenn Sie diese einfach ihrem spontanen Prozess überlassen, passiert nichts oder die Übung läuft »aus dem Ruder« – zum Beispiel, wenn sich eine Borderline-Patientin mit ihrem inneren Kritiker verbündet, anstatt ihn zu bekämpfen. In schwierigen Therapieverläufen können Sie solche Techniken dennoch einsetzen, allerdings müssen Sie *vor den Prozess* gehen. Das bedeutet, Sie kennen die Richtung, in die es gehen soll, und beteiligen sich an der Übung aktiv, um sie in diese Richtung zu entwickeln.

Stuhldialoge, mit denen Sie Patienten dazu bringen wollen, sich mit schwierigen Abwehrmustern auseinanderzusetzen, laufen nicht von selbst gut – es liegt schließlich in der Natur solcher Abwehrmuster, eigentlich gut nachvollziehbare Einsichten und Emotionen abzuwehren. Das bedeutet, dass Sie sich in der Übung *vor den Prozess* begeben und die Übung stark steuern müssen. Das kann sehr gut funktionieren, wenn Sie ein paar Grundprinzipien beachten.

- **Halten Sie es kurz**. Sie haben hier mit Menschen zu tun, die eher wenig differenziert auf sich selbst blicken und Schwierigkeiten haben, sich zu reflektieren. Gleichzeitig besprechen Sie potenziell beschämende Themen. Ziehen Sie das nicht unnötig in die Länge. Das gilt sowohl für die einzelnen Etappen der Übung – also wenn sich der Patient auf die verschiedenen Stühle setzt – wie für die gesamte Übung. Sobald der Patient auf einem Stuhl das dort Wesentliche gesagt und erlebt hat, kann er auf den anderen Stuhl wechseln. Und sobald das Ziel erreicht wurde, kann die Übung beendet werden.
- **Bringen Sie sich inhaltlich ein**. Das größte Problem bei dieser Art von Stuhldialogen ist meist, dass der Patient nicht zwischen den verschiedenen Stühlen unterscheidet. Er verharrt stattdessen in seinem üblichen Muster und reproduziert das auf jedem Stuhl. Das können Sie besonders gut steuern und korrigieren, wenn Sie auf den Stuhl der »gesunden« Seite sich selbst als Therapeut, der helfen will, platziert haben. Das heißt, dieser Stuhl steht für das, was der Therapeut sagen würde. Der Patient setzt sich darauf und soll sich in die Innenperspektive des Therapeuten, der helfen will,

Stuhldialoge zur Konfrontation: Steuerung des Prozesses

einfühlen. So muss er sich ernsthaft mit der Frage auseinandersetzen, was ihm wohl wirklich helfen könnte, wenn er aus einer wohlgesonnenen Perspektive auf sich schaut. Hier können Sie sich gut »einmischen«, wenn der Patient etwas Unpassendes sagt, weil sie sich ja darauf beziehen können, was Sie in aller Regel so von sich geben – und Sie wissen, dass der Patient das auch schon wiederholt gehört hat!

Formulierungen, um dem Patienten eine »gesunde« Perspektive (auf dem Therapeutenstuhl) zu vermitteln

- [Nachdem der Patient auf dem Therapeutenstuhl etwas gesagt hat wie: »Ich habe hier auch keine Hoffnung, dass es besser wird.«] »Sie meinen, aus therapeutischer Perspektive wäre das auch hoffnungslos? Stopp, wann habe ich denn sowas schon mal gesagt? ... Was kennen Sie von mir, was würde ich sagen?«
- [Nachdem der Patient auf dem Therapeutenstuhl etwas gesagt hat wie: »Ich finde hier auch, dass meine Frau sich ändern muss.«] »Wie bitte, habe ich das schon jemals gesagt?!«

- **Spielen Sie selbst den dysfunktionalen Part**. Sie wollen mit diesem Stuhldialog den Patienten stimulieren, eine gesunde Sichtweise einzunehmen. Dafür ist es wichtig, dass Sie selbst in dieser Übung möglichst wenig davon übernehmen und stattdessen so stark wie möglich die dysfunktionalen Muster des Patienten betonen. Indem Sie diese Seite des Konflikts übernehmen, geben Sie dem Patienten den Raum, die andere Seite zu erleben. Setzen Sie sich also lieber auf den Stuhl, auf der die dysfunktionale Perspektive des Patienten sitzt, während er selbst auf dem »gesunden Therapeutenstuhl« sitzen bleibt. Spielen Sie ihm in dieser Konstellation kurz vor, wie er sich verhält, anstatt ihm die Einsichten des »gesunden« Stuhls aufzudrängen.
- **Verstärken und loben Sie den Patienten sehr**. Diese Stuhldialoge können für Patienten ziemlich entblößend sein. Das ist einer der Gründe, warum Sie sie kurz halten sollten. Zusätzlich sollten Sie aber auch alle Gelegenheiten nutzen, den Patienten zu verstärken, zu loben, und so den »Beziehungskredit« aufzubauen, den Sie für die Konfrontation benötigen. Sie können den Patienten zum Beispiel dafür loben, dass er sich überhaupt auf die Übung einlässt (»Das machen Sie toll!« / »Ich finde es klasse, dass Sie diese komische Übung einfach mal mitmachen.«). Außerdem sollten Sie jede funktionale Erkenntnis und Bewegung außerhalb des problematischen Musters, das auf dem Patientenstuhl sitzt, verstärken (»Das ist eine sehr kluge Erkenntnis von Ihnen.« / »Das finde ich brillant, was Sie gerade sagen.«). Betonen Sie Gemeinsamkeiten, nachdem der Patient auf dem »Therapeutenstuhl« wichtige Punkte geäußert hat, und nutzen Sie diese, um den Prozess zu vertiefen (»Sie sagen, das nervt Sie, was von dem anderen Stuhl kommt – das kann ich total gut verstehen! Warum nervt Sie das?«).
- **Stoppen Sie selbstabwertende Ausweichmanöver**. Nicht selten bringen Patienten in solchen Stuhldialogen selbstabwertende Äußerungen ein (»Sie finden auch, dass ich eine schreckliche Nervensäge bin, weil ich so jammere, genau wie meine Frau!«; »Oh Gott, es muss ja furchtbar sein für Sie mit mir, wenn ich mich so benehme, wie Sie das gerade gespielt haben«), die manchmal vielleicht tatsächlich so erlebt werden, manchmal aber auch eher Ausweichmanöver sind, um den Therapeuten an weiteren kritischen Äußerungen zu hindern. Diese Themen sind im aktuellen Stuhldialog

Stuhldialoge zur Konfrontation: Steuerung des Prozesses

einfach nicht hilfreich und sollten deshalb gestoppt werden. Am einfachsten geht das, indem Sie ihnen einen eigenen Stuhl zuweisen, mit dem aber in diesem Stuhldialog **nicht** weitergearbeitet wird (»Das ist wieder Ihr innerer Kritiker, der sagt, Sie sind furchtbar und keiner kann Sie leiden. Den setzen wir jetzt mal auf diesen extra Stuhl hier und sagen ihm, er soll mal die Klappe halten – wir sind mit komplizierten Themen beschäftigt und können ihn gerade nicht brauchen!«)

- **Behalten Sie Ihr Ziel im Blick, respektieren Sie dabei aber die Abwehr des Patienten**. Wenn Sie Ihr Ziel erreichen, ist das natürlich gut und Sie können die Übung abschließen. Wenn Sie merken, dass der Patient trotz aller Steuerung durch Sie nicht vorankommt oder sogar immer stärker in die Abwehr geht, respektieren Sie das und schließen die Übung ebenfalls ab. Die Abwehr wird Ihre Berechtigung haben, über die Sie auch noch einmal in Ruhe nachdenken können. Und wenn der Patient doch bereit ist, die Erkenntnis, nach der Sie streben, zu erlangen, kann das auch erst *nach* so einer Übung passieren.

Arbeit mit Ambivalenz bei Co-Abhängigkeit / geringer Verantwortungsübernahme

Mit Co-Abhängigkeit und geringer Verantwortungsübernahme sind Lebenssituationen gemeint, in denen ein Patient für sein Glück oder Unglück andere Personen verantwortlich macht. Jemand anderes muss sich ändern, damit es dem Patienten gut gehen kann.

Funktionalität einschätzen

Bevor Sie den Patienten damit konfrontieren bzw. versuchen, explizit mit diesem Muster zu arbeiten, sollten Sie die Funktionalität dieses Musters eingeschätzt haben. Dazu gehört insbesondere die Frage, was der Patient alles zu betrauern hätte, wenn er sich dieses Muster eingesteht. Bei Menschen, die stark finanziell abhängig von einem ungeliebten Partner sind, ist zudem die Frage besonders wichtig, wie sehr sie sich bei einer Trennung im Vergleich zu ihrem aktuellen Lebensstil einschränken müssten.

Wichtig

Die Kernbotschaft in Ihrer Arbeit, zum Beispiel mit Stuhldialogen, muss dann zunächst in etwa lauten: »Wenn Sie weiterhin keine klare Verantwortung für Ihr Leben übernehmen / Wenn Sie weiter in der Co-Abhängigkeit verharren, wird sich nicht viel ändern.«

Diskussionen über dritte Personen stoppen

Typischerweise werden Patienten Sie immer wieder in Diskussionen über die Frage verwickeln, wie unmöglich das Verhalten des anderen Menschen ist, der für die eigenen Probleme verantwortlich gemacht wird. Hier ist es vor allem wichtig, immer wieder darauf zu beharren, dass es darum in der Therapie nicht geht. Es mag sein, dass dieser Mensch sich unerträglich verhält, nicht erfüllbare Forderungen stellt oder sich immer wieder peinlich und unmöglich benimmt – aber darum geht es jetzt einfach nicht. Die einzige Frage, die in der Therapie relevant ist, lautet, was der Patient daraus machen möchte.

Zäher Prozess

Der Prozess der Auseinandersetzung mit Dependenz, Co-Abhängigkeit oder geringer Verantwortungsübernahme ist erfahrungsgemäß oft zäh. Hier können viele Anläufe nötig sein. Sie haben vielleicht manchmal das Gefühl, es geht immer wieder »zwei Schritte vor und drei Schritte zurück«. Das könnte auch damit zu tun haben, dass es sozial akzeptiert ist, sich über andere zu beschweren, und dass es besonders hart sein kann, Verantwortung für die eigene emotionale Stabilität zu übernehmen. Zudem verhält sich die Person, der die Verantwortung zugeschoben wird, oft nachvollziehbar unangenehm, und es ist prinzipiell leicht, dem Patienten zunächst einmal zuzustimmen in seinem Lamento. Bei aller Zähigkeit ist es aber dennoch notwendig, dass der Patient mit der Zeit gewisse Fortschritte in Richtung von mehr Eigenverantwortung macht.

Möglichkeiten zur Veränderung

In solchen Situationen stehen dem Patienten grundsätzlich drei Wege zur Auswahl:

(1) Er macht so weiter wie bisher. Dann sollten Sie allerdings die Therapie beenden, und ihm ggf. anbieten, sich wieder zu melden, wenn er eine der beiden anderen Optionen in Betracht zieht.

(2) Der Patient löst sich aus der Beziehung bzw. von dem Menschen, von dem er Veränderung erwartet.

(3) Der Patient findet einen Kompromiss, bei dem er in der Beziehung verbleibt, aber sich mehr um seine eigenen Bedürfnisse kümmert und nicht mehr allzu viel vom anderen erwartet.

Arbeit mit Ambivalenz bei Co-Abhängigkeit / geringer Verantwortungsübernahme

Falls der Patient sich für eine Trennung oder Loslösung von der Person entscheidet, zu der die Abhängigkeit besteht, geht es in der Folge emotional häufig um die Aufgabe der Illusionen, die mit dieser Person verbunden sind. Diese Person wird einfach die Hoffnungen des Patienten nicht erfüllen, egal wie sehr er sich dies wünscht und wie berechtigt sein Wunsch auch erscheinen mag! Auf der praktischen Ebene kann es zusätzlich darum gehen, wie ein neues Leben außerhalb dieser Beziehung aussehen kann. Oft ist der Kompromiss, die Beziehung in einer gewissen Intensität aufrechtzuerhalten, die beste Lösung, auch wenn der Patient dies initial häufig ablehnt, weil er für sein Leben eigentlich andere Träume hatte. Hier kann man therapeutisch versucht sein, daran zu arbeiten, diese anderen Träume zu bearbeiten und zu betrauern – nicht selten ist aber ein eher pragmatisches Vorgehen (»So ist es nun mal, das Leben ist nicht perfekt, niemand hat ein perfektes Leben – lassen Sie uns das Beste daraus machen«) die beste Lösung.

Beteiligung von Kindern

Solche Situationen werden massiv verkompliziert, wenn weitere Personen – häufig gemeinsame Kinder – beteiligt sind, zumal wenn diese noch minderjährig sind. Das erschwert alles, denn zum einen belastet die Dynamik der Situation auch die Kinder; zum anderen werden Kinder bei den Konflikten, die in solchen Situationen entstehen, häufig auch zur Erpressung des jeweils anderen missbraucht. Eine »klassische« Situation wäre hier etwa gegeben, wenn sich eine Patientin von ihrem narzisstischen Mann trennen möchte und dieser dann damit droht, ihre Reputation zu ruinieren und ihr die Kinder über das Jugendamt wegzunehmen. Das können ganz reale Probleme sein, die die Situation massiv erschweren. Hier kann auch weitere Unterstützung zusätzlich zur Psychotherapie geboten sein, etwa juristische Unterstützung, Selbsthilfegruppen oder Einrichtungen der Opferhilfe.

Arbeit mit Verbitterung

Hier geht es um Lebenssituationen, in denen der Patient nicht findet, dass er selbst ein psychisches Problem hätte. Stattdessen wird das Problem komplett auf externe Personen bzw. ein sehr kränkendes Erlebnis mit anderen externalisiert. Das Ziel der Arbeit mit starker Verbitterung muss immer darin bestehen, dass der Patient seine Verbitterung als Problem anerkennt. Erst dann kann er überhaupt die Motivation aufbauen, das Verlassen bzw. Beenden der Verbitterung als richtige Lösung anzuerkennen.

Funktionalität und Perspektive einschätzen

Auch hier ist – wie bei anderen schwierigen Mustern– wichtig zu beurteilen, welche Perspektiven der Patient überhaupt hätte, wenn er die Kränkung hinter sich lassen würde. Häufig befinden sich die Betroffenen in prekären Situationen. Zum Beispiel haben sie einen ohnehin schon wenig zukunftsfähigen oder nicht wirklich erfolgsversprechenden Job verloren oder eine von vornherein eigentlich aussichtslose Selbstständigkeit ist gescheitert und es stehen real wenige Alternativen zur Verfügung. Möglicherweise war der Betroffene auch vor dem kränkenden Ereignis schon interaktionell etwas auffällig oder verfügte nur über wenig Ressourcen. Umso mehr Möglichkeiten dem Patienten offenstehen, wenn er die Verbitterung erst einmal verlässt, desto mehr Hoffnung besteht, dass die Therapie hilfreich sein kann.

Verbitterung klar als Problem benennen und ggf. behandeln

Wenn Sie sich dafür entscheiden, die Verbitterung mit dem Patienten anzusprechen, ist es zu empfehlen, ganz stark mit dem Begriff der Verbitterung zu arbeiten. Wenn Sie etwa Stuhldialoge durchführen, schlagen Sie dem Patienten auf dem »gesunden Stuhl« vor, den anderen Stuhl als den »Verbitterungsstuhl« zu bezeichnen. Benennen Sie ganz klar die Verbitterung als das Problem, das in der Psychotherapie behandelt werden kann – und nicht die Frage, ob sich irgendjemand anderes noch entschuldigen muss, bevor es dem Patienten wieder gut gehen darf. Falls der Patient diese Sicht auf sein Problem annimmt, kann im Folgenden z. B. auf den Ansatz der Weisheitstherapie von (Linden, 2017) zurückgegriffen werden. Auch hier gilt, dass es immer wieder nötig sein kann, den Patienten auf die Verbitterung hinzuweisen und ihm immer wieder zu helfen, sich davon zu distanzieren. Bei all diesen Mustern handelt es sich um hartnäckige Probleme, in die Patienten auch immer wieder zurückfallen, selbst wenn sie bereits einen gewissen Überstieg geschafft hatten, also bereits auch etwas Distanz zu ihrem Muster finden konnten. Dabei können Sie allerdings in vielen Fällen auch darauf zurückgreifen, dass der Patient von seinem Umfeld ebenfalls schon aufgefordert wurde, sich aus seiner Verbitterung zu lösen. Wenn Sie solche Informationen haben, greifen Sie darauf unbedingt zurück.

Kollusionen sind problematisch

Umgekehrt gilt leider auch: Wenn der Patient die Einschätzung seiner Situation – und damit vermutlich auch seine Verbitterung – mit seinem Umfeld, etwa Partner, Kollegen oder Familie, teilt, sind die Chancen äußerst gering, dass er dieses Konzept durch Ihren Einfluss aufgibt. Es gibt bei verbitterten Menschen, wie bei narzisstischen Menschen auch, manchmal Kollusionen mit ihrem Umfeld, die das Problem sehr nachhaltig stabilisieren.

Arbeit mit Narzissmus

Patienten mit narzisstischen Mustern werten sich selbst auf und andere ab. Problematisch sind diese Patienten oft vor allem dann, wenn sie als erfolglose oder gescheiterte Narzissten gelten müssen. Das bedeutet, sie haben im realen Leben wenig vorzuweisen, was für die Umwelt ihr großartiges Auftreten rechtfertigen würde.

> **Hinweis**
>
> Hier geht es um Patienten, die diese Muster sehr ausgeprägt zeigen – nicht unbedingt Patienten mit leichten narzisstischen Tendenzen.

Funktionalität und Gefährdung abschätzen

Gerade bei erfolglosen oder gescheiterten Narzissten sollten Sie immer gut prüfen, in welche Richtung die »Veränderungswaage« ausschlägt. Hat der Patient ernsthafte Chancen, sein Leben noch zu ändern? Bei einem 58-jährigen, im Job geschassten, von Frau und Kindern schon lange verlassenen Manager mit hohen Ansprüchen, aber ohne Aussicht auf einen neuen Job, mit massiven Schulden und Schmerzmittelabhängigkeit, werden Sie das sicher anders einschätzen als bei einem Patienten, der genau der Sohn dieses Falles sein könnte. Außerdem sollten Sie bei diesen Fällen immer prüfen, ob eine »Red Flag« vorliegt, die den Versuch einer therapeutischen Arbeit mit diesem Patienten womöglich zu einer Gefahr für Sie und/oder für den Patienten selbst machen könnte (INFO 6 »Analyse von Red Flags«). In solchen Fällen sollten Sie auf jeden Fall davon absehen, mit dem Patienten intensiv therapeutisch und einsichtsorientiert zu arbeiten.

Falls Sie dabei zu dem Schluss kommen, dass Sie dem Patienten vermutlich nicht tiefgreifend werden helfen können, prüfen Sie, ob stabilisierende Angebote in Frage kommen. Wenn Sie merken, dass Ihnen das schwerfällt, und Sie es kaum ertragen können, den Patienten so »aufzugeben«, prüfen Sie für sich, was der Grund dafür ist (Training und Selbsterfahrung).

Vor- und Nachteile des Narzissmus diskutieren

Falls Sie zu dem Schluss kommen, dass bei Ihrem Patienten eine reale Aussicht auf Veränderung besteht, wird Ihr wichtigstes Ziel sein, dass der Patient seinen Narzissmus als Problem zu verstehen lernt, auch wenn er selbst darunter nicht leidet und sich ohne sein narzisstisches Auftreten womöglich besser fühlt. Er sollte jedoch die Motivation entwickeln, das narzisstische Auftreten zumindest in einem gewissen Maße zu reduzieren. In der Regel ist es dafür vor allem wichtig, die Vor- und Nachteile dieses Musters zu reflektieren. Dabei ist der größte Vorteil, dass es sich gut anfühlen kann. Der große Nachteil ist, dass andere Menschen dieses Verhalten unsympathisch finden und den Patienten deshalb ablehnen. Darauf sollten Sie fokussieren. Dabei können Sie es– wie in anderen Mustern auch – nutzen, dass der Patient sicherlich schon öfter aus seinem Umfeld die Rückmeldung bekommen hat, dass er narzisstisch sei. Wenn Sie solche Informationen haben, nutzen Sie sie, zum Beispiel im Rahmen von Stuhldialogen (»Hier auf diesem Stuhl sitzt die Sichtweise Ihrer Frau, die Ihnen immer wieder vorwirft, dass Sie so narzisstisch seien«).

Arbeit mit Narzissmus

Wichtig • Hinderliche Faktoren

Wenn Ihr Patient mit Personen seines Umfelds eine narzisstische Kollusion hat – sich etwa mit wichtigen Bezugspersonen einig ist in seinen narzisstischen Interpretationen –, dann hat Ihre Arbeit wenig Aussicht auf Erfolg. Und auch wenn äußere Umstände – etwa neuerliche soziale oder berufliche Erfolge, die dem Patienten grundsätzlich ja absolut zu wünschen sind – wieder eine narzisstische Sicht auf die Welt für ihn zulassen, wird das die Motivation, den Narzissmus zu reduzieren, sicherlich gravierend beeinträchtigen.

Vor- und Nachteile meiner problematischen Muster

Mein problematisches Muster heißt: ....

	Vorteile	Nachteile
In Beziehungen	z. B. ich kann meine Bedürfnisse gut durchsetzen	z. B. andere mögen mich nicht
Im Beruf	z. B. ich dominiere andere	z. B. irgendwann werde ich sehr abgelehnt
Mit mir selbst	z. B. ich kann mich großartig fühlen	z. B. wenn etwas nicht gut läuft, fühle ich mich sehr elend
In anderen Bereichen des Lebens		

AB 11 • T

Kurzfristige und langfristige Folgen meiner problematischen Muster

Mein problematisches Muster heißt: ....

	Das sind die kurzfristigen Vorteile	Das sind die langfristigen Nachteile
In Beziehungen	z. B. ich fühle mich im Recht, wenn ich .... Vorwürfe mache	z. B. ich werde von .... nie bekommen, was ich mir eigentlich wünsche
Im Beruf	z. B. ich habe eine Entschuldigung, wenn es mir schlecht geht wegen	z. B. irgendwann geht das meinen Kollegen auf die Nerven
Mit mir selbst	z. B. ich kann die Verantwortung für mein Leben bei .... lassen	z. B. wenn ich keine Verantwortung übernehme, wird es nie nach meinen Vorstellungen laufen
In anderen Bereichen des Lebens		

INFO 20 • T

Die Entwicklung des Patienten über die Zeit beurteilen

Sicherlich tun Sie das Richtige, wenn Sie direkt mit den Mustern arbeiten, die den Therapiefortschritt behindern. Aber das wird nicht immer dazu führen, dass sich diese Muster deutlich verändern. Woran können Sie beurteilen, ob dieses Vorgehen erfolgreich ist oder nicht?

Nachhaltigkeit Ihrer Interventionen. Eine wichtige Frage ist, inwieweit die Themen, die Sie mit dem Patienten adressieren, überhaupt »hängen bleiben«. Insbesondere wenn Sie insgesamt keine sehr deutlichen Änderungen beobachten, prüfen Sie immer wieder kritisch, ob sich Ihr Patient überhaupt noch daran erinnern kann, was Sie mit ihm besprochen haben. Fragen Sie direkt nach (»Wir haben in der letzten Stunde diesen Stuhldialog gemacht – können Sie sich noch daran erinnern? Ich habe mich danach gefragt, was Sie da wohl als wichtigste Botschaft mitgenommen haben?«). Manche Patienten werden dann voll »auf einer Linie« mit Ihnen sein – andere werden sich kaum erinnern oder etwas ganz anderes erinnern, als Sie intendiert haben. Das sind dann leider schlechte Zeichen.

Veränderungen in Ihrer Interaktion. Eine weitere wichtige Informationsquelle für die Einschätzung des therapeutischen Fortschrittes ist die Interaktion des Patienten in der Therapie. Merken Sie, dass sich die Interaktion verändert? Zeigt der Patient zunehmend auch einen gewissen Überstieg, also etwas mehr Distanz zu seinen problematischen Mustern, und kann eine Metaperspektive einnehmen? Fällt es ihm auf, dass er schon wieder jammert, andere verantwortlich macht, bockig ist oder sich narzisstisch verhält? Das wären gute Zeichen, denn die therapeutische Beziehung kann ein sehr gutes Übungsfeld sein – was der Patient hier versteht und einübt, kann er idealerweise auch in Beziehungen in seinem Umfeld übertragen. Wenn Ihr Patient jedoch stereotyp immer wieder in die gleichen Muster verfällt, obwohl Sie dazu schon wiederholt Stuhldialoge oder ähnliche Techniken durchgeführt haben, sollten Sie irgendwann davon ausgehen, dass er die Veränderung, die Sie anstreben, womöglich nicht erreichen wird.

Berichte des Patienten. Achten Sie auch darauf, was der Patient über sich und seine Interaktion mit seinem Umfeld berichtet. Kann er manche Dinge anders interpretieren und Abstand zu seinen alten Mustern bekommen? Kann er Äußerungen von anderen Personen anders einordnen und konstruktiv nutzen? Versucht er erfolgreich, in Konflikten anders zu agieren und sie mit gesünderen Mustern zu lösen? Oder haben Sie eher den Eindruck, dass sich wenig ändert, die immer gleichen Konflikte in der gleichen Weise ausgetragen werden und sich im Leben des Patienten kaum etwas oder gar nichts tut?

Babyschrittchen reichen nicht immer

Generell ist es bei der Arbeit mit schwierigen Verläufen natürlich die Regel, dass Veränderungen nicht schnell kommen. Ein Gefühl von »zwei Schritte vor, drei Schritte zurück« ist erst einmal normal. Sie können nicht erwarten, dass eine erste Einsicht des Patienten sofort zu nachhaltigen Verhaltensänderungen führt. Dennoch muss eine gewisse Bewegung und Entwicklung zu beobachten sein. Diese muss auch in einem realistischen Verhältnis zu den Problemen des Patienten stehen. »Babyschrittchen« reichen leider nicht immer. Gerade wenn ein Patient massive Probleme hat, zum Beispiel mit vielen Menschen verstritten, hoch verschuldet und auf Arbeitssuche ist, dann reicht es nicht, wenn er es ab und an schafft, sich in unbedeutenden alltäglichen Interaktionen ein wenig anders zu verhalten. Auch und gerade wenn sich für den Patienten ein »Babyschritt« schon wie eine große Veränderung anfühlt, müssen Sie skeptisch sein, ob das tragfähig ist. Falls Sie hier zu einem negativen Urteil kommen, und zu der Einschätzung kommen, dass der Patient keine ausreichende Veränderung seiner Muster schaffen kann, sollten Sie sich mit alternativen Angeboten beschäftigen.

4 Wenn Psychotherapie nicht funktioniert

Wenn Sie als Therapeutin zu dem Schluss kommen, dass Sie einen schwierigen Verlauf nicht im engeren Sinne psychotherapeutisch behandeln können – also dass nicht zu erwarten ist, dass die Patientin sich über Einsicht in ihre Muster und deren Veränderung zum Besseren entwickelt –, stellt sich immer die Frage, was Sie stattdessen anbieten können. Dann ist es wichtig anzuerkennen, dass Psychotherapie nicht das einzige ist, was Menschen helfen kann, sich psychisch und in ihrem Leben zu stabilisieren. Sie sollten also über einen gewissen Fundus verfügen, aus dem Sie Angebote und Vorschläge machen können, der eher auf andere Bereiche zugreift.

Dabei geht es einerseits um sogenannte »komplementäre Angebote«, also Hilfestellungen des Systems, die teilweise auch von Krankenkassen finanziert werden, teilweise aber auch von anderen Trägern wie der Rentenversicherung, Landkreisen oder anderen Sozialträgern. Andererseits können viele Menschen auch davon profitieren, wenn sie sich Hobbys, Interessen oder sportlichen Aktivitäten zuwenden, um ihren Tag zu strukturieren und ihr Leben mit Sinn zu erfüllen.

Informationsmaterial

INFO 21 Verbesserung der Verstärkerbilanz

Hier geht es darum, wie bei Menschen mit geringen Ressourcen und schlechtem Ansprechen auf Therapie der Alltag etwas erfreulicher gestaltet werden kann.

INFO 22 Bedeutung von Sport und Bewegung für die psychische Gesundheit

Sport und Bewegung haben enorme positive Effekte auf die körperliche und mentale Gesundheit. Diese werden hier beschrieben und diskutiert.

INFO 23 Sozialpsychiatrische, beraterische und rehabilitative Angebote

Sozialpsychiatrische Angebote wie sozialpsychiatrische Dienste oder die ambulante psychiatrische Pflege können Menschen mit psychischen Erkrankungen und (drohender) Behinderung bei einem eigenständigen Leben unterstützen.

INFO 24 Selbsthilfegruppen

Selbsthilfegruppen haben viele spezifische Vorteile auch gegenüber Psychotherapie. Sie können Betroffene ganz anders empowern und sehr wirkungsvoll sein.

INFO 25 Angebote der beruflichen Reha

Die berufliche Rehabilitation hält diverse Angebote zur Erlangung und Erhaltung der Erwerbstätigkeit vor, die auf diesem Informationsblatt beschrieben werden.

INFO 26 Nicht-medizinische Wege zur Heilung und Weiterentwicklung

In diesem Kapitel ging es bisher vor allem um Angebote des Gesundheits- oder Rehabilitationssystems für Patientinnen mit psychischen Problemen, die auf Psychotherapie nicht gut respondieren. Es soll nicht unerwähnt bleiben, dass wir – fast zwangsläufig – als Teilnehmerinnen des Gesundheitssystem dazu neigen, das ganze Thema unter einer sehr medizinischen bzw. möglicherweise manchmal auch übermäßig medikalisierten Perspektive zu betrachten. Menschen mit psychischen Erkrankungen leiden und/oder sind nicht in der Lage, ihre Aufgaben und Rollen angemessen zu erfüllen – dann halten wir das medizinische System für den richtigen Ort, um das zu korrigieren.

Aber nicht nur Psychotherapie kann Menschen seelisch unterstützen, sondern auch viele andere Angebote und Lebensformen wie Yoga, Kampfsportsarten, religiöse Gemeinschaften oder andere Interessensgruppen.

Verbesserung der Verstärkerbilanz

Oft wird es bei Patientinnen mit schwierigen Therapieverlaufen darum gehen, in ihrem Alltag eher bescheidene Verbesserungen der Verstärkerbilanz zu etablieren. Dabei ist es nicht realistisch zu erwarten, dass die Betroffenen etwa neue anspruchsvolle Hobbys aufbauen oder soziale Aktivitäten beginnen, für die sie lange bestehende Ängste überwinden müssten. Genau das sind üblicherweise eher Themen in einer Psychotherapie, und gerade das hat ja nicht funktioniert. Das Ziel sind also »kleine Brötchen«. Wenn die Patientin es schafft, eine Tagesstruktur mit regelmäßigen Schlaf- und Mahlzeiten und einigen alltäglichen Aufgaben einzuhalten, ein gewisses Maß an Sozialkontakten zu pflegen und im Idealfall regelmäßig vor die Tür zu gehen und sich etwas zu bewegen, sind ihre Möglichkeiten vielleicht schon einigermaßen zufriedenstellend ausgeschöpft.

Vermittlung dieses Fokus im Patientengespräch

Vielen Therapeutinnen fällt es nicht leicht, die Ziele in ihrer Therapie so »downzugraden«. Häufig wird es von der Patientin jedoch gut akzeptiert, wenn Sie das klar und mit einer guten Begründung vermitteln: »Ich glaube, dass wir psychotherapeutisch jetzt sehr viel ausprobiert haben, aber das hilft Ihnen alles nicht gut genug, um Ihre Symptome zu überwinden. Vielleicht sollten wir uns damit nicht länger quälen und einen etwas anderen Schwerpunkt setzen. Ich würde gerne in den nächsten Sitzungen noch mit Ihnen besprechen, was Sie tun können, um Ihr Leben einfach etwas angenehmer und zufriedenstellender zu gestalten. Und was es vielleicht noch für Angebote gibt, die Ihnen dabei besser helfen können als Psychotherapie.«

Bezugspersonen und -tiere

Gerade im zwischenmenschlichen Bereich haben diese Patientinnen oft große Schwierigkeiten. Sie interagieren so problematisch, dass es schwierig ist, anspruchsvolle Beziehungen zu anderen Menschen aufzubauen oder aufrechtzuerhalten. Eine sehr gute Alternative bzw. Ergänzung zur Verbesserung oder Intensivierung der Beziehungen zu anderen Menschen sind Beziehungen zu Tieren, häufig Haustieren. Gerade Hunde spenden nicht nur viel Zuwendung und ermöglichen das Erleben einer Beziehung zu einem hingebungsvollen Gegenüber. Sie unterstützen durch die Notwendigkeit der regelmäßigen Gassigänge auch die Tagesstruktur und den Aufenthalt außerhalb der eigenen vier Wände. Außerdem ist die Kontaktaufnahme zu anderen Hundehaltern auf der Hundewiese oder beim Spaziergang oft niederschwellig und durch das gegebene gemeinsame Thema auch vergleichsweise sehr zufriedenstellend. Auch andere Haustiere (Katzen, Hamster, Meerschweinchen, Ratten) können Bedürfnisse nach sozialem Kontakt befriedigen. Vielleicht sind auch die Alpakas oder Esel im nahegelegenen Tiergehege eine Möglichkeit, regelmäßig rauszugehen und etwas Kontakt zu erleben. Falls die Patientin Schwierigkeiten hat, sich kontinuierlich eigenverantwortlich um ein Tier zu kümmern, könnte auch ein Ehrenamt im Tierheim oder Mitarbeit auf einem Gnadenhof eine Möglichkeit sein.

Hobbys und Interessen

Auch in diesem Bereich gibt es mehr oder weniger anspruchsvolle Möglichkeiten. Bei Menschen mit wenigen Ressourcen und chronischen psychischen Problemen sollten eher Interessen gesucht werden, die recht niederschwellig und finanziell günstig sind. Außerdem gibt es durchaus auch soziale Nischen, in denen auch unangepasste oder sozial etwas unbeholfene Personen ihren Platz finden können, etwa

Verbesserung der Verstärkerbilanz

Angelvereine, Modellbauvereine, Gruppen mit Interessen für bestimmte Züge oder andere Fahrzeuge etc. Ehrenamtliche Tätigkeiten, etwa im Tierheim, können ebenfalls eine gute Möglichkeit zum Ausleben von Interessen und zur Verbesserung sozialer Kontakte bieten.

Sonstige Aktivitäten
Natürlich können Sie hier auch alle Arten von Listen verstärkender Aktivitäten nutzen, die Sie auch aus dem ambulanten oder stationären psychotherapeutischen Kontext kennen. Manche dieser Listen sind äußerst umfangreich und beinhalten auch niedrigschwellige Aktivitäten wie »Mandalas ausmalen«, »den Wolken zuschauen« und natürlich immer »Spazierengehen«. In der Vermittlung an die Patientin ist dabei immer wichtig, dass Sie diese Aktivitäten absolut ernst nehmen und als hochwertig »verkaufen«. Wenn die Patientin Ihnen vorwirft, dass das alles »Pillepalle« sei, sollten Sie einigermaßen überzeugt vertreten können, dass alles wertvoll ist, was ihr etwas positive Gefühle verschaffen kann. Gleichzeitig müssen Sie hier auch realistisch bleiben – es wird Ihnen schwerlich gelingen, einem früher erfolgsverwöhntem Narzissten mit wenig Interesse an echter menschlicher Nähe die Mitarbeit in der Nachbarschaftshilfe oder das Ausmalen von Mandalas als sinnvoll zu vermitteln.

Tipp • Begrenzen Sie diese Arbeit

Patientinnen, mit denen Sie in dieser Phase der Arbeit »gelandet« sind, gehen viele Vorhaben nicht an, schaffen ihre Hausaufgaben immer wieder nicht und wollen immer wieder ähnliche Hürden besprechen. Begrenzen Sie diese Arbeit. Wenn Sie Ihre psychotherapeutischen Techniken ausgeschöpft haben, und nach bestem Wissen und Gewissen Vorschläge zur Verbesserung der Verstärkerbilanz gemacht haben, wird auch eine Wiederholung der immer gleichen Vorschläge und Schwierigkeiten irgendwann nicht näher ans Ziel führen.

Bedeutung von Sport und Bewegung für die psychische Gesundheit

Regelmäßige sportliche Betätigung, vor allem durch Ausdauersportarten wie Joggen, Walken, Schwimmen oder Radfahren, hat einen sehr guten Effekt auf die körperliche und mentale Gesundheit. Bei Depressionen ist der Effekt von regelmäßigem sportlichen Training in etwa dem Effekt von Psychotherapie vergleichbar (Kvam et al., 2016). Dabei scheint entscheidend zu sein, dass die regelmäßige Bewegung auch aufrechterhalten und langfristig Bestandteil des Alltags wird.

Ein positiver Effekt von Sport zeigt sich nicht nur auf psychische Erkrankungen, sondern auch auf praktisch alle chronischen körperlichen Erkrankungen einschließlich kardiovaskulärer Erkrankungen, Diabetes, Krebserkrankungen, Rheuma oder Multiple Sklerose, um nur ein paar Beispiele zu nennen. In der haus- und fachärztlichen Versorgung ist die Empfehlung von sportlicher Betätigung deshalb mittlerweile gang und gäbe und Bestandteil vieler Leitlinien; in der Psychotherapie spielt Sport noch eher ein Schattendasein, und wird eher im Sinne von »positiver Aktivierung« verstanden. Der gewaltige eigenständige Einfluss von Sport auf das seelische Wohlbefinden wird immer noch unterschätzt.

Sie sollten also alles tun, um Ihre Patientinnen – auch solche mit schwierigen Therapieverläufen – zu mehr sportlicher Betätigung zu motivieren. Bei manchen Menschen kann es wichtig sein, ihnen Bewegung mit anderen Begriffen als »Sport« nahezubringen, etwa wenn sie negative Erfahrungen mit Schulsport o. Ä. haben. Sprechen Sie dann vielleicht besser von »Bewegung«. Dabei gibt es kaum ein »zu viel«, wenn man sich etwa an den Empfehlungen der WHO orientiert. Das Problem des Over-Trainings ist eher auf den Spitzensport beschränkt. Unter den Psychotherapie-Patientinnen machen noch am ehesten anorektische Patientinnen und massiv überkompensierende Narzisstinnen zu viel Sport – bei diesen würden Sie aber ohnehin nicht auf die Idee kommen, sie zu mehr Sport zu animieren. Generell ist eine ärztliche Abklärung natürlich immer empfehlenswert, vor allem wenn bisher sehr passive oder körperlich komorbid erkrankte Menschen mit einem Sport- oder Bewegungsprogramm beginnen.

Positive Effekte von Sport

Sport hat vielfältige positive Effekte, sowohl biologisch als auch psychologisch.

- Positive Gefühle wie Stolz über das Erreichen von sportlichen, Gewicht- oder Fitnesszielen
- Positive soziale Erlebnisse beim Sport mit anderen
- Positive Effekte auf häufige komorbide Erkrankungen (etwa Bluthochdruck, Diabetes, Autoimmunerkrankungen), deren Verbesserung sich wiederum auf die Stimmung niederschlägt
- Stressabbau und Ausschüttung von »Glückshormonen«
- Verbesserung des Immunsystems
- Verbesserung des Schlafes

Sozialpsychiatrische, beraterische und rehabilitative Angebote

Nach allen gängigen theoretischen Modellen sind chronische psychische Erkrankungen in einem biopsychosozialen Kontext zu sehen. Dabei wird allerdings der soziale Aspekt häufig sehr vernachlässigt. Es gibt eine Vielzahl von Angeboten, die das Ziel haben, Menschen mit chronischen Erkrankungen in der Gesellschaft oder im Arbeitsleben zu integrieren und sie in ihrem Alltag dort zu unterstützen, wo es ihnen am meisten nutzt. An dieser Stelle werden einige dieser Möglichkeiten ohne Anspruch auf Vollständigkeit vorgestellt. Im Einzelfall sollten Sie oder Ihre Patientin sich immer informieren, welche Angebote in Ihrer Stadt und Ihrem Bundesland verfügbar sind.

Diese Angebote sind oft vom Grundgedanken her für Menschen mit psychotischen Erkrankungen konzipiert und erscheinen deshalb unpassend für Patientinnen mit eher »neurotischen« Erkrankungen. Möglicherweise werden sie deshalb auch von Ihrer Patientin abgelehnt oder haben tatsächlich kein passendes Angebot. Dennoch sollten Sie sich nicht scheuen, mit der Patientin ggf. zu thematisieren, ob etwa der Wunsch nach dauerhaftem sozial-helfendem Kontakt nicht besser über ein sozialpsychiatrisches Angebot als über Psychotherapie zu realisieren ist. Wichtig ist dabei natürlich, dass Sie selbst eine klare Vorstellung davon haben, wann ein psychotherapeutisches Angebot noch sinnvoll ist und wann nicht mehr, und das nicht einfach nur der Wahl der Patientin überlassen. Dann wird sie sich natürlich immer dafür entscheiden, weiter zu Ihnen zu kommen, schon weil sie das alternative Angebot gar nicht kennt.

Kostenträgerschaft

Ehrlicherweise ist es für Psychotherapeutinnen oft schwer zu durchschauen, wer eigentlich für die hier dargestellten Angebote genau bezahlt und wie die Aufnahme solcher Angebote im Detail funktioniert. Zudem können sich die Angebote und ihre Bezeichnungen je nach Bundesland und Gemeinde auch unterscheiden, etwa wenn Angebote von der Gemeinde oder dem Landkreis getragen werden.

Am besten ist ein pragmatischer Ansatz: Informieren Sie sich über Angebote in Ihrer Region und falls Ihnen etwas für Ihre Patientin angemessen erscheint, rufen Sie dort an, um zu klären, wie ein Kennenlernen und ggf. eine Kostenübernahme erfolgen kann. Die Einrichtungen sind Profis darin, potenzielle KlientInnen bei der Bewilligung von Kosten zu unterstützen, falls so etwas überhaupt nötig ist.

Sozialpsychiatrischer Dienst (SPDi)

Die Sozialpsychiatrischen Dienste sind Teil des öffentlichen Gesundheitsdienstes, es handelt sich um Pflichtaufgaben der Kreise und kreisfreien Städte. Die SPDi sind oft den Gesundheitsämtern angegliedert, manchmal auch an andere Träger ausgelagert. Diese Dienste haben die Aufgabe, Menschen mit psychischen Erkrankungen darin zu unterstützen, ihr Leben selbständig und eigenverantwortlich zu gestalten. Sie richten sich dabei nicht nur an die Betroffenen selbst, sondern auch an ihre Angehörigen oder auch gesetzliche Betreuer. SPDi sind sehr flexibel im Setting und bieten niederschwellige Beratung, oft auch telefonisch oder im Rahmen von Sprechstunden an und haben zusätzlich ein breites Angebot.

Sozialpsychiatrische, beraterische und rehabilitative Angebote

Angebote der SPDi

- Beratung von psychisch Kranken, ihren Angehörigen und betreuender oder behandelnder Institutionen, auch im Rahmen von Sprechstunden
- Vorsorgende Hilfen, um zu gewährleisten, dass die Betroffenen eine rechtzeitige und angemessene Behandlung erhalten
- Nachbetreuung und Wiedereingliederung nach stationären Aufenthalten
- Hausbesuche, um die Situation in der Wohnung und dem näheren sozialen Umfeld persönlich kennenzulernen und ggf. auch einzugreifen
- Koordination von Einzelhilfen und Zusammenarbeit mit anderen Diensten und Einrichtungen
- Ggf. zusätzliche Hilfeangebote wie Gruppenangebote, Öffentlichkeitsarbeit, Institutionsberatung

Ambulante Sozialpsychiatrie (ASP)

Bei der ASP handelt es sich um eine Leistung zur Förderung der Teilhabe am Leben in der Gemeinschaft, die eine Leistung der Eingliederungshilfe ist. Sie soll seelisch behinderten oder von einer solchen Behinderung bedrohten Menschen helfen, die sozialen Folgen ihrer Behinderung oder drohenden Behinderung zu überwinden bzw. zu mildern. Im Rahmen der ASP können Betroffene – oft mit einem festen Ansprechpartner – Beratung, Hausbesuche oder auch Begleitung zu auswärtigen Terminen erhalten. Zusätzlich bieten Einrichtungen der ASP häufig Treffpunkte an, in denen etwa Freizeitgruppen, kreative Gruppen, Kochgruppen oder einfach niederschwellige Kontaktmöglichkeiten angeboten werden.

Betreutes Wohnen

Wenn Menschen nicht alleine im Alltag zurechtkommen, können auch betreute Wohnformen hilfreich sein. Hier gibt es verschiedene Angebote, von regelrechten Wohnheimen über Wohngemeinschaften mit regelmäßigen Besuchen von Sozialarbeitern bis zu eher alternativen Projekten, zum Beispiel Wohn- und Arbeitsgemeinschaften auf Bauernhöfen. Träger können hier die Wiedereingliederungshilfe, bei jüngeren Menschen ggf. auch entsprechende Träger mit Nähe zur Kinder- und Jugendpsychiatrie sein. Solche Wohnformen haben in aller Regel das Ziel, Selbstständigkeit vorzubereiten. Sicherlich gibt es jedoch auch etwa an Kliniken angeschlossene Heime, die in erster Linie der langfristigen Unterbringung chronisch psychotischer Menschen dienen.

Ambulante psychiatrische Pflege (APP)

Die APP ist ein aufsuchendes Angebot, um es psychisch erkrankten Menschen zu ermöglichen, ein würdiges Leben in ihren eigenen Lebenszusammenhängen zu führen. APP wird ärztlich verordnet und von der Kasse bezahlt. Im Rahmen der APP kommen Pflegekräfte zu den Betroffenen nach Hause, wobei die Frequenz sehr variabel zwischen einmal im Monat und mehrmals täglich sein kann. Die APP dient auch der Vermeidung und Verkürzung von Krankenhausaufenthalten und der Sicherstellung der Behandlung durch Psychiater.

Sozialpsychiatrische, beraterische und rehabilitative Angebote

Aufgaben der ambulanten psychiatrischen Pflege

- Aufbau tragfähiger Arbeitsbeziehungen
- Feststellung und Dokumentation von Hilfebedarf
- Bewältigung von Alltagsanforderungen
- Schaffung von Tagesstruktur
- Krankenbeobachtung
- Unterstützung der ärztlichen Behandlung
- Stärkung der Eigenverantwortlichkeit
- Krisenerkennung und -bewältigung
- Unterstützung des eigenverantwortlichen Umgangs mit Medikamenten

Beratung der »Freien Wohlfahrtspflege«

Die Freie Wohlfahrtspflege ist die Gesamtheit aller sozialen Hilfen, die auf freigemeinnütziger Grundlage und in organisierter Form geleistet werden. Es gibt insgesamt sechs Spitzenverbände der Freien Wohlfahrtspflege. Die Angebote enthalten psychosoziale Beratung, Sozialberatung, Krisenintervention, Beratung bei Trennung und Scheidung, Beratung von Alleinerziehenden und Erziehungsberatung.

Spitzenverbände der Freien Wohlfahrtspflege

- Diakonie Deutschland
- Deutscher Caritasverband
- Zentralwohlfahrtsstelle der deutschen Juden
- Arbeiterwohlfahrt
- Deutschen Roten Kreuzes
- Deutscher Paritätischer Wohlfahrtsverband

Gesetzliche Betreuung

Eine rechtliche Betreuung können alte, behinderte oder psychisch kranke Menschen erhalten, die nicht oder nur eingeschränkt in der Lage sind, Entscheidungen für sich zu treffen. Dazu gehört zum Beispiel, welche medizinische Behandlung sie möchten, wie oder wo sie leben möchten oder was mit ihrem Vermögen passieren soll. Die rechtliche Betreuung wird bei zuständigem Amtsgericht beantragt. Das bekanntere Vorgehen ist sicherlich, dass rechtliche Betreuung durch Dritte (meist enge Angehörige oder Mitarbeiter des Gesundheitssystems) beantragt wird, wenn diese sich Sorgen darüber machen, wie die Patientin im Leben zurechtkommt. Allerdings ist es auch möglich, dass eine Patientin selbst eine Betreuung für sich beantragt, wenn sie sich von den entsprechenden Aufgaben im Alltag überfordert fühlt.

Sozialpsychiatrische, beraterische und rehabilitative Angebote

Wichtig • Stationäre Reha oder Psychotherapie sind keine Alternative!

Vielleicht ist Ihnen aufgefallen, dass in diesem Buch niemals die Aufnahme einer stationären Psychotherapie – sei es als Akut- oder als Rehabehandlung zur »Intensivierung« einer schlecht verlaufenden Psychotherapie – vorgeschlagen wird. Das hat einen guten Grund: Abgesehen von sehr eingeschränkten Indikationen, etwa bei Anorexien unter einem gewissen BMI, die unter Betreuung etwas »aufgefüttert« werden müssen, gibt es keinen Anhalt dafür, dass Psychotherapie stationär besser wirkt als ambulant. Im Gegenteil hat sie aber viele negative Effekte: Die Patientin sitzt unter der »Käseglocke«, kann Veränderungen nicht in ihrem gewohnten Umfeld ausprobieren, und Hospitalisierung sowie die passive Einnahme der Krankenrolle werden gefördert.

Achtung: Hier geht es nicht um Krisenintervention im engeren Sinne. Natürlich muss eine akut suizidale oder psychotisch dekompensierte Patientin zu ihrem eigenen Schutz kurz stationär untergebracht werden. In solchen Situationen findet aber keine Psychotherapie statt.

INFO 24 • T P

Selbsthilfegruppen

In Selbsthilfegruppen treffen sich Menschen, die gemeinsam von einer bestimmten Erkrankung (etwa Ängste, Krebs, Alkoholprobleme, Rheuma) betroffen sind, oder die ein gemeinsames Problem teilen, zum Beispiel psychisch erkrankte Angehörige zu haben. Per definitionem sind Selbsthilfegruppen nicht von Profis geleitet, sondern organisieren sich selbst. Es ist aber möglich, dass gelegentlich auch Profis für bestimmte Fragestellungen im Zusammenhang mit dem Thema der Selbsthilfegruppe eingeladen werden. Sicherlich gibt es Erkrankungen, bei denen Selbsthilfegruppen schwierig zu organisieren sind, etwa wenn die Erkrankung mit starker Antriebslosigkeit und Vermeidung einhergeht. Für viele Schwierigkeiten können Selbsthilfegruppen jedoch auch sehr hilfreich sein. Mittlerweile sind Selbsthilfegruppen natürlich am besten im Internet zu finden. Viele Städte bieten jedoch nach wie vor auch Unterstützung beim Finden von Selbsthilfegruppen an, da die Zahl der Angebote hier gerade in Großstädten sehr groß ist.

Vorteile von Selbsthilfegruppen

- Empowerment der Teilnehmerinnen durch Kommunikation auf Augenhöhe
- Tiefes gegenseitiges Verständnis durch gemeinsame und ähnliche Erfahrungen
- Teilnehmerin hat nicht nur die Rolle der Hilfesuchenden, sondern auch der Unterstützerin
- Nicht mit Kosten verbunden
- Bietet gute Hilfen für den konkreten Umgang mit der Erkrankung im Alltag
- Bei gegenseitiger Sympathie kann der Kontakt über die Gruppentreffen hinausgehen

- **Anonyme Alkoholiker (AA)**. Die AA sind vermutlich die älteste und bekannteste Selbsthilfe-Organisation der Welt und wurden bereits 1935 in den USA gegründet. Aufgrund ihrer großen Verbreitung gibt es viele Studien zur Wirksamkeit der AA-Teilnahme auf langfristige Abstinenz. Metaanalysen zeigen, dass eine Teilnahme bei den AA besser beim Erreichen von Abstinenzzielen hilft als etwa Kognitive Verhaltenstherapie (Kelly et al., 2020)disability, premature mortality, and high economic costs from lost productivity, accidents, violence, incarceration, and increased healthcare utilization. For over 80 years, Alcoholics Anonymous (AA.
- **Wichtige Patientenverbände**. Bei manchen Erkrankungen werden Selbsthilfegruppen auch von großen Interessensverbänden mit starker Patientenbeteiligung organisiert. Solche Organisation haben teilweise umfangreiche zusätzliche Angebote, beispielsweise Online-Ressourcen oder Sportgruppen. Sie sind oft auch mächtige Stakeholder, die an politischen Prozessen beteiligt sind. Beispiele sind Rheumatoide Arthritis (Rheuma-Liga), Multiple Sklerose (Deutsche MS-Gesellschaft), Bluthochdruck (Hochdruckliga) oder Krebs (Deutsche Krebshilfe). Wie diesen Beispielen bereits zu entnehmen ist, finden sich solche Strukturen aber leider vor allem für somatische, weniger für psychische Erkrankungen.
- **Internet-Foren**. Die klassischen Selbsthilfegruppen mit regelmäßigen Treffen vor Ort werden mittlerweile – wie viele andere Initiativen auch – von Online-Angeboten ergänzt oder teilweise sogar ersetzt. In Patientenforen können sich Betroffene zeitlich und lokal flexibel mit anderen austauschen, ihre Fragen loswerden und auch unangenehme Themen diskutieren. Solche Angebote sind sehr niedrigschwellig und können deshalb gerade für Patientinnen mit starker Tendenz zur Vermeidung sehr gut geeignet sein.

Angebote der beruflichen Reha

Wenn ein Mensch aus gesundheitlichen Gründen nicht mehr in der Lage ist, seinen Beruf auszuüben, kommen Leistungen der beruflichen Rehabilitation in Frage, die oft von Einrichtungen wie den Berufsförderungswerken angeboten werden. Dadurch soll langfristig eine Eingliederung ins Arbeitsleben wieder erreicht oder erhalten werden. Dieses Informationsblatt hat keinen Anspruch auf Vollständigkeit – es soll vor allem noch einmal aufzeigen oder in Erinnerung rufen, welches Spektrum an Möglichkeiten es hier gibt.

Dabei ist natürlich nicht jede Maßnahme »die Rettung«, manche Angebote erweisen sich im Verlauf als etwas lieblos gemacht, haben vielleicht auch nicht den allerbesten Ruf, die Beantragungszeiten können lange währen und die für die Bewilligung zuständigen Abteilungen der Rentenversicherer oder der Agentur für Arbeit, die eigentlich unterstützen sollten, sind keine große Hilfe. Dennoch existiert hier ein ganzes System, bei dem Sie Ihre Patientin anbinden können – und eine wichtige Frage ist ja auch immer, was Ihre Patientin daraus macht. Manche Angebote finden als Kurse statt, die Betroffenen wohnen zu Hause; es gibt jedoch auch immer wieder Möglichkeiten, wo Patientinnen über eine kürzere oder längere Zeit in betreuten Einrichtungen wohnen, um vielfältig im Alltag unterstützt werden zu können.

- **Berufsvorbereitung**. Bildungsmaßnahmen der Berufsvorbereitung unterstützen junge Menschen mit Behinderungen, die für einen Ausbildungsplatz durchaus geeignet, aber den allgemeinen Anforderungen aufgrund ihrer Behinderungen (noch) nicht gewachsen sind. Das Ziel ist, die Klientinnen auf eine Ausbildung vorzubereiten und ihnen dabei zu helfen, einen passenden Ausbildungsberuf zu finden. Wenn sich während der Maßnahme zeigt, dass die Aufnahme einer Berufsausbildung aufgrund der Erkrankung doch nicht möglich ist, können stattdessen Maßnahmen mit dem Ziel einer Beschäftigungsaufnahme initiiert werden.

- **Ausbildung**. Mit einer Ausbildung kann ein Berufsabschluss in einem anerkannten Ausbildungsberuf erlangt werden. Das kann entweder im Rahmen einer betrieblichen Ausbildung erfolgen, bei der die Patientin unterstützt wird. Zusätzlich gibt es die Möglichkeit von außerbetrieblichen Ausbildungen, die häufig in einer Art von Internat mit umfangreicher Unterstützung erfolgen. Solche Einrichtungen haben dann einerseits eigene Werkstätten und andererseits kooperierende fachpraktische Betriebe, in denen die Klientinnen Erfahrungen machen können.

- **Weiterbildung**. Weiterbildungsmaßnahmen leistet Hilfen bei der beruflichen Neu- oder Umorientierung. Ziel der Weiterbildung ist es, zum Beispiel durch Qualifizierung die Integrationschancen auf dem Arbeitsmarkt zu verbessern und eine gesundheitlich angemessene Beschäftigung zu realisieren. Durch eine Weiterbildung mit Abschluss (= Umschulung) kann auch ein Berufsabschluss in einem anerkannten Ausbildungsberuf erlangt werden. Im Rahmen von Weiterbildungsmaßnahmen ohne eigenen Abschluss können Qualifikationen und Kenntnisse an die aktuellen Anforderungen des Arbeitsmarktes angepasst werden.

- **Unterstützung bei der Existenzgründung**. Auch Gründerinnen einer selbständigen Existenz können im Rahmen der beruflichen Rehabilitation unterstützt werden. Wenn die selbständige Tätigkeit zum Krankheitsbild passt und die Chance bietet, ins Erwerbsleben zurückzufinden, kann ein Gründungszuschuss gewährt werden.

Angebote der beruflichen Reha

- **Werkstatt für Behinderte Menschen (WfbM)**. Eine Tätigkeit in einer WfbM kommt in Betracht, wenn der allgemeine Arbeitsmarkt aufgrund der Schwere der Behinderung verschlossen ist und eine Tätigkeit nur im geschützten Rahmen einer WfbM ausgeübt werden kann.

Hinweis

Von der Antragsstellung bis zum Bescheid kann es oft recht lange dauern. Es ist dabei niemals eine gute Idee, solche Zeiträume einfach nur abzuwarten – Ihre Patientin sollte sich in dieser Zeit unbedingt auch eine Beschäftigung suchen, anstatt die Hände in den Schoß zu legen und damit zu rechnen, dass schon alles gut werden wird.

INFO 26 • T

Nicht-medizinische Wege zur Heilung und Weiterentwicklung

Es gibt sehr viele Wege, mit den Herausforderungen umzugehen, die wir als »psychische Störungen« labeln. Wir sollten in aller Bescheidenheit anerkennen, dass es Menschen gibt, denen Psychotherapie nicht hilft, die sich aber von anderen Kontexten oder Angeboten so unterstützt fühlen, dass dies ihr Leid lindert und ihre Funktionsfähigkeit verbessert. An dieser Stelle sind nur einige davon angerissen, um das Spektrum zu verdeutlichen. Selbstverständlich besteht hier kein Anspruch auf Vollständigkeit!

- **Kampfkunst, Yoga, Ayurveda u. ä.** Viele Menschen finden in Angeboten, die mit Kampfkünsten, Yoga oder vergleichbaren Praktiken arbeiten, viel Halt und Orientierung. Hier kann es um viele Aspekte des Lebensstils gehen einschließlich Sport und Bewegung, Ernährung und auch eine akzeptierende, gelassene Haltung zum Leben. Im Rahmen der jeweiligen Weltanschauung werden Probleme und Krankheiten oft auch als Herausforderungen gesehen und es werden Wege zum Umgang damit vorgeschlagen, die psychotherapeutischen Techniken durchaus ähneln können. Es gibt hier verschiedene Richtungen, so dass jeder Mensch im Grunde eine Nische finden kann, die gut zu ihm passt. Menschen, die intensiv solche Angebote nutzen, erfahren hier oft auch viel Gemeinschaft mit jeweiligen Gleichgesinnten.
- **Religion und Gebet**. Ganz ähnliche Angebote werden im Grunde auch von religiösen Gemeinschaften gemacht. Allerdings ist es für die meisten Menschen naheliegender, sich im Kontext von Kampfkunst- oder Yogaangeboten umzuschauen, welcher Ansatz gut zu einem selbst passt. Es wäre eher ungewöhnlich, nacheinander verschiedene Gottesdienste »abzuklappern«, um sich dann für eine Religion zu entscheiden. Dennoch gibt es natürlich auch Menschen, die im Lauf ihres Erwachsenenlebens zu einer Glaubensgemeinschaft finden und dort dann viel Halt erleben.
- **Alternative Heilmethoden**. Viele weltanschauliche »Trends«, etwa Ayurveda, beinhalten auch Ideen zur Heilung oder Vorbeugung von Krankheiten. Zusätzlich gibt es auch Systeme oder Angebote, die sich darauf konzentrieren, wie (etwas aus der Zeit geraten) die Bachblüten-Therapie oder die Arbeit mit Schüssler-Salzen. Aus der klassischen medizinischen Perspektive werden hier natürlich »nur« Placebo-Effekte erzeugt; allerdings sollte man nicht vergessen, dass diese Erwartungseffekte sehr stark und wirkmächtig sein können. Es ist absolut nichts dagegen einzuwenden, solche Angebote zu nutzen, wenn sie gut helfen.
- **Interessensgruppen**. Viele Menschen erleben Sinn und Gemeinschaft auch in Gruppen von Menschen, die sich gemeinsam für übergeordnete Ziele engagieren. Aktuelle Beispiele sind sicher Bewegungen zum Klimaschutz oder (inhaltlich damit oft eng verbunden) Bewegungen und Gruppen, die sich alternativen Wohn- und Lebensformen zuwenden wie selbstverwaltete, energieneutrale Wohngemeinschaften oder naturpädagogische Strömungen.

Hinweis

Die hier beschriebenen Angebote und Möglichkeiten sind nichts, was Sie Patientinnen »verschreiben« oder wo Sie sie »zuweisen« könnten, denn sie existieren außerhalb des medizinischen Systems. Es ist entsprechend wichtig, dass sich Menschen aktiv und selbstbestimmt dafür entscheiden, nicht aus einer passiven Patientenrolle heraus. Sie sind hier beschrieben, um sie noch einmal als wichtige Unterstützung von Menschen in schwierigen Lebenslagen in das Bewusstsein von Therapeutinnen zu rufen. Im besten Falle können Sie eine Patientin mit entsprechenden Interessen ermutigen, solche Wege auszuprobieren und für sich zu nutzen.

5 Psychotherapie beenden

Die psychotherapeutische Arbeit mit komplementären Angeboten ist naturgemäß begrenzt. Sie können dem Patienten noch einige Vorschläge machen und ihn informieren – ob er diese Angebote dann in Anspruch nimmt, liegt bei ihm selbst. Möglicherweise hindern die problematischen Muster, die den Patienten zu einem »schwierigen Fall« machen, ihn auch daran, komplementäre Angebote in Anspruch zu nehmen. Dem erfolglosen Narzissten ist der Angelverein nicht gut genug, oder die co-abhängige Ehefrau scheut den Aufwand, alleine ein neues Hobby zu beginnen ... Dann können Sie ehrlicherweise auch nicht mehr viel machen, wenn Sie die Vorschläge aus den ersten Kapiteln dieses Buches bereits umgesetzt haben. Deshalb wird es in solchen Fällen dann darum gehen, die Psychotherapie zu begrenzen und zu beenden. Wie Ihnen das hoffentlich gut gelingen kann, ist Gegenstand dieses Kapitels.

Arbeits- und Informationsmaterial

INFO 27 Die Therapie beenden: generelle Überlegungen
Auf diesem Informationsblatt geht es u. a. um das richtige Timing und Ansprechen eines Therapieendes und in welchen Situationen das vielleicht schwierig wird.

AB 12 Die Therapie beenden: typischen Einwänden des Patienten begegnen
Hier geht es darum, was Sie tun oder sagen können, wenn der Patient einwendet, dass ihm die Therapie so guttun würde, dass Sie sie nicht beenden dürfen.

AB 13 Die Therapie beenden oder gar nicht erst aufnehmen bei Patienten mit »Red Flags«
Das Arbeitsblatt erläutert, wie Sie sich hoffentlich rechtzeitig aus der Affäre ziehen, wenn bei einem Patienten »Red Flags« gegeben sind.

INFO 28 Die Therapie begrenzen oder beenden bei erfolglosen Narzissten
Hier geht es darum, wie Sie es schaffen können, eine Therapie zu beenden bei einem Patienten, der aufgrund seiner erfolglosen narzisstischen Muster nicht davon profitieren kann, aber Ihnen einen guten Abschluss schwer macht. Die Überlegungen in diesem Informationsblatt überschneiden sich etwas mit **AB 13** »Die Therapie beenden oder gar nicht erst beginnen bei Patienten mit Red Flags«. Der Unterschied besteht darin, dass wir hier besprechen, wie Sie damit umgehen können, wenn Sie mit einem schon in einen therapeutischen Prozess eingestiegen sind und im Verlauf feststellen, dass sich der Patient nicht bessert, sondern die Situation eher eskaliert. Es ist natürlich zu hoffen, dass bei diesem Patienten keine »Red Flags« vorhanden sind, so dass Sie nicht unbedingt damit rechnen müssen, dass er Sie verklagt oder anderweitig schädigt.

INFO 29 Die Therapie begrenzen oder beenden bei sehr dependenten Patienten
Wie können Sie mit sehr dependenten Patienten ein Einverständnis darüber herstellen, dass die Therapie, an der der Patient ja auch sehr hängt, beendet wird? Hier geht es um die Beendigung der Therapie mit Patienten, die Sie als dependent oder Verantwortung für ihr Leben ablehnend erkannt haben und die nicht motiviert sind, an ihren Mustern zu arbeiten. Das lässt sich häufig aufgrund des hohen primären und/oder sekundären Krankheitsgewinns auch gut nachvollziehen. Diese Patienten zeigen in der Regel eine weniger dramatische Dynamik als Menschen mit den Mustern gescheiterter oder erfolgloser Narzissten, sie können aber ebenfalls hartnäckig an einer erfolglosen Therapie festhalten.

INFO 30 Spezialfall stationäre Aufenthalte verhindern mit ambulanter Psychotherapie
In diesem Buch wird das Konzept vertreten, dass keine Psychotherapie angeboten werden sollte, wenn sie dem Patienten nicht dabei hilft, seine Probleme zu lösen – sei es wegen zu hohem Krankheitsgewinn,

zu wenig Motivation, Ressourcen oder Durchhaltevermögen auf Seiten des Patienten, oder vielleicht auch einfach, weil Psychotherapie nicht das richtige Angebot für ihn ist.

Manchmal ist es aber sinnvoll, ambulante Therapie weiterzuführen, obwohl keine großen Veränderungen zu erwarten sind – wenn der Patient dadurch weniger stationäre Aufenthalte benötigt.

Die Therapie beenden: generelle Überlegungen

Es fällt vielen Therapeuten schwer, eine nicht-hilfreiche Therapie zu beenden, obwohl das ja eigentlich ein Gebot des professionellen Handelns sein sollte. Einerseits fühlt man sich als Therapeut gescheitert, womöglich sogar schuldig, dass man dem Patienten nicht so helfen konnte, wie man es gerne getan hätte. Andererseits hat man dem Patienten in der Regel zu Beginn der Therapie etwas ganz anderes in Aussicht gestellt – nämlich, dass er im Rahmen dieser Therapie seine Probleme gut würde überwinden können.

Das Verstärken positiver Erwartungen ist ein wichtiger Punkt zu Beginn der Therapie und wird oft ganz gezielt eingesetzt, um die Motivation zu steigern und eben die Erwartungen schon in die gewünschte Richtung zu lenken. Die Botschaft »Wir sollten die Therapie nicht weiterführen, weil sie Ihnen nicht hilft« ist das ziemlich genaue Gegenteil solcher positiven Erwartungen. Dieser »U-Turn« kann sich sehr unangenehm und schwierig anfühlen. Dies gilt umso mehr, je länger eine Therapie schon dauert. Hat man sich schon seit 30 Stunden damit abgefunden, dass der Patient zwar viel jammert, aber nichts ändert, so ist dieser »U-Turn« und die Beendigung der Therapie ungleich schwerer zu vertreten als nach zehn Sitzungen. Je länger eine Therapie schon andauert, umso mehr hat sich die Therapeut-Patient-Dyade auch schon an das jeweilige Vorgehen gewöhnt und ist darauf konditioniert.

- **Nonresponse von Anfang an beobachten und frühzeitig ansprechen**. Deshalb sollten Sie nach Möglichkeit nicht allzu lange abwarten, bevor Sie den schwierigen Verlauf bzw. eine Beendigung der Therapie adressieren. Meist können Sie schon nach fünf bis spätestens zehn Sitzungen eine erste Einschätzung abgeben, ob diese Therapie Erfolg haben wird oder nicht. Je früher Sie den Erfolg einer Therapie kritisch hinterfragen, umso größer ist auch die Chance, dass der Patient doch noch Verantwortung übernimmt und »das Ruder herumreißt« – und umso weniger unangenehm und konflikthaft fühlt sich für Sie der »U-Turn« an. Dabei ist die Spanne von »fünf bis zehn« Sitzungen hier als Anhalt zu verstehen, der vor allem auf Patienten gut passt, die vornehmlich depressive oder Angst-Symptome haben. Patienten mit Zwangsstörungen oder schweren Persönlichkeitsstörungen sollten Sie – natürlich immer in Abhängigkeit von ihrer Gesamteinschätzung des Falles – sicher eher mehr Zeit einräumen bzw. die Latte für »relevante Veränderungen« tiefer legen.

- **Bei deutlichen Nonresponse-Prädiktoren mit positiven Erwartungen verhaltener sein**. Wenn Sie neue Therapien mit stärkerer Sensibilisierung für das Problem der Nonresponse beginnen, können Sie bei Patienten mit Hinweisen auf mögliche Nonresponse – insbesondere wiederholten erfolglosen Vortherapien – auch etwas vorsichtiger mit dem Wecken positiver Erwartungen umgehen. Hier sollten Sie nicht einfach undifferenzierten Optimismus verbreiten, sondern durchaus auch ansprechen, dass erst noch zu prüfen sein wird, ob die Therapie etwas hilft oder nicht (»Sie haben ja bereits einige Therapien gemacht und es hat nichts geholfen. Lassen Sie es uns gerne nochmal versuchen, aber lassen Sie uns dabei auch im Auge behalten, was wir diesmal anders machen müssen, und ob es Ihnen dann hilft oder nicht – damit wir es dann ggf. auch bleiben lassen können, wenn unsere Arbeit Ihnen auch nicht helfen kann.«).

Die Therapie beenden: generelle Überlegungen

Beendigung der Therapie: Vorgehen und Formulierungsvorschläge

Wenn Sie an dem Punkt sind, dass Sie es für sinnvoll halten, die Therapie nicht weiterzuführen, fragen Sie als erstes den Patienten, wie er selbst den Therapieverlauf einschätzt. »Herr X., wir haben jetzt ja schon xy Sitzungen gemeinsam gearbeitet. Mich würde mal interessieren, wie Sie den Erfolg unserer Arbeit einschätzen.« Betten Sie das gerne in eine positive Beziehungsbotschaft ein: »Ich habe in den letzten Tagen viel über unsere Therapie nachgedacht.« Idealerweise gibt der Patient Ihnen hier eine Vorlage, indem er ebenfalls anspricht, dass sich durch die Therapie bisher wenig verändert hat. Dann können Sie erläutern, dass Sie das ebenfalls so sehen und den Vorschlag machen, die Therapie nicht mehr lange weiterzuführen. In vielen Fällen wird der Patient das akzeptieren.

- **Klare Einschätzung vertreten**. Seien Sie dabei klar in Ihrer Einschätzung und bleiben Sie dabei. Damit geben Sie dem Patienten Sicherheit und verhindern langfristige »Verhandlungen« mit viel Hin und Her. Beziehen Sie sich dabei auf die Pathologie oder die Problematik, mit der der Patient die Therapie begonnen hat (»Sie sind ja gekommen, um xy zu lösen. Das haben wir viel besprochen, aber viel besser ist es nicht geworden. Ich wüsste nicht recht, was weitere Sitzungen hier noch bringen könnten.«; »Sie sind ja gekommen, weil Sie so zurückgezogen waren und unbedingt wieder unter Leute gehen wollten. Daran hat sich aber nichts geändert.«).
- **Realistisch bleiben**. Wenn Sie einem Patienten schon viel zu lange zugestanden haben, Ihre Zeit zu beanspruchen, ohne sich zu verändern, und das für den Patienten einen hohen Verstärkerwert hat, kann es sein, dass Sie einen solchen »U-Turn« zu einem Therapieende vor Ablauf seines Sitzungskontingentes nicht mehr schaffen. Manche Patienten formulieren klipp und klar den Anspruch, »ihre Sitzungen noch zu bekommen«, auch wenn diese eigentlich gar nichts bringen. Wenn Sie das schon viele Sitzungen mitgemacht haben, sollten Sie die letzten Sitzungen manchmal vielleicht besser »aussitzen«, anstatt hier noch einen Streit über ein vorzeitiges Ende der Therapie vom Zaun zu brechen. Lernen Sie daraus für Ihre zukünftigen Patienten und begrenzen Sie sinnlose Therapien in Zukunft klarer – und lassen Sie sich in diesem Fall zumindest auf keine weiteren Verlängerungen der Therapie ein!

Ausnahme: Stationäre Aufenthalte verhindern

Manchmal macht ein Patient in einer Therapie keine Fortschritte, ohne die Therapie würde er jedoch stationäre Aufenthalte benötigen, die er mit der Therapie nicht braucht. Dann macht eine Weiterführung der Therapie Sinn.

Die Therapie beenden: typischen Einwänden des Patienten begegnen

Das Beenden einer Therapie wird erschwert, wenn der Patient sehr gerne weiter zu seinen Sitzungen kommen möchte. Vielleicht sind Sie mittlerweile zum wichtigsten Sozialkontakt des Patienten geworden oder er kann sich und seinem Umfeld durch die regelmäßigen Termine bei Ihnen immer wieder versichern, dass er ja seinen Teil dazu beiträgt, seine Probleme zu lösen … schließlich geht er zum Therapeuten! Möglicherweisen haben Sie es aber auch mit einem Patienten zu tun, der aus einer narzisstischen oder dependenten Dynamik heraus auf eine Weiterführung der Therapie besteht. Das sind dann gewissermaßen Spezialfälle, zu denen allerdings ein fließender Übergang besteht.

»Die Therapie tut mir einfach gut«

Manchmal geben Patienten an, dass sie einfach gerne kommen würden, weil die Therapie ihnen so gut tue. Darüber brauchen Sie nicht zu streiten – es ist aber kein ausreichender Grund für eine Psychotherapie. »Es mag ja sein, dass unsere Sitzungen Ihnen guttun. Aber Psychotherapie ist eine Heilbehandlung, die die Kasse bezahlt und die ein bestimmtes Ziel verfolgen muss. Wenn sie das nicht erreicht, ergibt es keinen Sinn, weiterzumachen. Sie würden ja auch kein Medikament nehmen, nur weil es gut schmeckt – oder zumindest wäre das nicht vernünftig.« Das braucht von Ihrer Seite vielleicht etwas mehr Klartext, etwas weniger rein auf Mitgefühl basierte Entscheidungen und auch eine gewisse Bereitschaft zu wirtschaftlichen Erwägungen.

Kennen Sie solche Fälle aus Ihrer therapeutischen Praxis? Welche erfolgreichen oder auch erfolglosen Strategien haben Sie bisher eingesetzt?

……

……

……

»Die Therapie hat mir schon sehr geholfen«

Manchmal beziehen sich Patienten auf kleine Babyschritte, die sie durch die Therapie bereits geschafft hätten (»Die Therapie hat mir schon super geholfen. Zum Beispiel hätte ich es sonst nie geschafft, den Putzdienst in der WG etwas entspannter anzugehen.«). Dann müssen Sie das Standing haben, auch zu vertreten, dass das nicht ausreicht, um die Therapie weiterzuführen – beziehungsweise dass der Patient vergleichbare Schritte auch ohne therapeutische Unterstützung gehen kann (»Es freut mich, dass Sie in der WG mit dem Putzen jetzt entspannter sind. Und ich bin überzeugt, da können Sie auch noch weitere Schritte gehen. Dafür brauchen Sie mich aber nicht unbedingt. Und das große Thema, das Sie beruflich nicht vorankommen, daran hat sich ja trotzdem leider wenig geändert.«).

Kennen Sie solche Fälle aus Ihrer therapeutischen Praxis? Welche erfolgreichen oder auch erfolglosen Strategien haben Sie bisher eingesetzt?

……

……

……

Die Therapie beenden: typischen Einwänden des Patienten begegnen

»Aber Sie haben doch gesagt, Ich kann so lange zu Ihnen kommen, wie ich es brauche«
Dieser Einwand von Patienten ist möglicherweise etwas unangenehm, denn vielleicht haben Sie das tatsächlich zu Beginn der Therapie so oder so ähnlich gesagt. Gleichzeitig sollten Sie sich nicht dafür erpressen lassen – Sie haben gute professionelle Gründe dafür, dass Sie das heute anders sehen! Das können Sie dem Patienten auch erläutern (»Als ich mich zu Beginn so ausgedrückt habe, bin ich davon ausgegangen, dass wir in einen Veränderungsprozess kommen. Wenn das geschieht, dann kann es einfach unterschiedlich lange dauern, bis sich die Veränderung ausreichend konsolidiert. Ich habe aber den Eindruck, in so einen Veränderungsprozess sind wir nicht gekommen, und das kann auch mal vorkommen. Vielleicht ist für Sie jetzt einfach nicht die richtige Zeit dafür. Wenn es aber nicht zur Veränderung kommt, dann brauchen wir auch nicht mehr lange viele Gespräche zu führen.«).

Kennen Sie solche Fälle aus Ihrer therapeutischen Praxis? Welche erfolgreichen oder auch erfolglosen Strategien haben Sie bisher eingesetzt?

....

....

....

Allgemeine Prinzipien der Gesprächsführung

- **Enttäuschung des Patienten validieren**, ohne von der eigenen Position abzurücken: »Ich verstehe, dass Sie das enttäuscht und dass Sie etwas anderes erwartet haben. Das tut mir leid, das war nicht meine Absicht.«
- **Eigene professionelle Rolle betonen**: »Ich habe als Therapeut die Aufgabe, Sie so zu unterstützen, dass Ihre Symptome weniger werden und Sie Ihre Ziele besser erreichen. Wenn ich einschätzen kann, dass unsere Arbeit dazu nicht führt, ist es auch mein Job, das mit Ihnen anzusprechen. Schließlich bezahlt mich die Solidargemeinschaft dafür, dass ich meinen Job ordentlich mache.«
- **Den Patienten animieren, das Positive zu sehen**: »Vielleicht kann es für Sie ja auch eine Entlastung sein zu sehen, dass viele Sitzungen Therapie nicht unbedingt mehr bringen – möglicherweise hatten Sie diesen Eindruck ja selbst schon viel früher?«

Wenn der Patient sehr an der Weiterführung der Therapie hängt, kann es sein, dass Ihre Einwandbehandlung auf taube Ohren stößt und der Patient darüber frustriert und unglücklich bleibt, dass er nicht mehr zu Ihnen kommen darf. Sie müssen tolerieren, dass es hier Situationen geben kann, die sich nicht friedlich und im besten Interesse aller Beteiligten lösen lassen. Möglicherweise sind Sie für den Patienten der wichtigste Sozialkontakt geworden oder die Aufrechterhaltung der Therapie hat andere wichtige Funktionalitäten. Dann kann sich das Ende auch anfühlen wie eine Beziehung, die einseitig beendet ist, weil sie genau das im Grunde ist. Erwarten Sie nicht, dass Sie den Patienten immer in völligem Einverständnis und Harmonie ziehen lassen können. Wenn Sie merken, dass Ihnen das schwerfällt, kann es helfen, wenn Sie sich in dieser Hinsicht noch einmal mit Ihrer professionellen Rolle auseinandersetzen.

Die Therapie beenden oder gar nicht erst aufnehmen bei Patienten mit »Red Flags«

Wenn Sie in den ersten Kontakten zum Patienten bereits »Red Flags« wehen sehen (INFO 6 »Analyse von Red Flags«), sollten Sie die Therapie von vornherein verhindern – also entweder gar nicht aufnehmen oder so kurz wie möglich halten. Behalten Sie dabei im Kopf, dass das – so traurig das auch sein mag – Fälle sind, in denen Psychotherapie ohnehin nicht helfen wird. Ihre Aufgabe ist es in erster Linie, eine maligne Therapiebeziehung bzw. maligne Therapieprozesse zu verhindern. Das geht am besten, wenn Sie gar nicht erst in diese Beziehung und diese Prozesse einsteigen. Sobald Sie sich auf einen therapeutischen Auftrag einlassen, ist dieser Prozess in Gang gesetzt.

Wichtig

Diese Sichtweise ist für viele Kollegen sehr frustrierend. Es kann schwer sein zu akzeptieren, dass man jemandem nicht helfen kann, zumal sich dessen Pathologie möglicherweise glasklar zeigt. Wenn Sie merken, dass Ihnen das schwerfällt, nutzen Sie Training und Selbsterfahrung.

Doch wie können Sie das praktisch umsetzen, einen Prozess abzuwenden, der seitens des Patienten ja bereits initiiert wurde, denn das Therapieanliegen wurde ja formuliert? Im Zentrum Ihrer Bemühungen sollte stehen, sich so uninteressant und unglamourös wie möglich zu zeigen und sich in keiner Weise auf narzisstische Kollusionen mit dem Patienten einzulassen.

Betonen Sie, dass Sie nichts Besonderes zu bieten haben
Häufig werden diese Patienten auf Sie zukommen, weil Sie wärmstens von jemandem empfohlen wurden, eine interessante Spezialisierung haben oder in anderer Art »die letzte Rettung sind«. Weisen Sie das von sich und machen Sie sich uninteressant. Wenn Sie kein spannender Feind sind, ist es auch nicht so reizvoll, sich an Ihnen abzuarbeiten. »Sie haben schon so viel probiert und ich glaube nicht, dass ich mit Ihnen anders arbeiten würde als die Kollegen, die Sie schon kennengelernt haben«; »Ich würde ja in erster Linie verhaltenstherapeutisch an Ihrer Depression mit Ihnen arbeiten – das ist aber garantiert nicht viel anders als in Klinik xy, wo Sie schon waren«.

Weitere mögliche Formulierungen:

....

....

....

Weisen Sie gegenteilige Behauptungen des Patienten zurück
Beziehen Sie sich dabei auf Ihre professionelle Einschätzung: »Es kann schon sein, dass mein Kollege gesagt hat, wir bekommen das hin. Aber ich habe jetzt ja von Ihnen sehr viel genauer erfahren, was Sie alles schon gemacht haben und was Ihre Ziele sind. Und ich bin jetzt ja derjenige, der mit Ihnen den Therapieplan machen müsste. Und ich sehe da im Detail wirklich keinen Anhaltspunkt, warum ich Ihnen mehr helfen sollte als xy.«

Die Therapie beenden oder gar nicht erst aufnehmen bei Patienten mit »Red Flags«

Weitere mögliche Formulierungen:

....

....

....

Belegen Sie Ihre Aussagen mit konkreten Beispielen

Wenn es alltäglich und konkret wird, dann wird es auch langweilig, und damit machen Sie sich weiter uninteressant. »Sie sagen ja, Sie haben das Thema Aktivierung mit xy schon hoch und runter diskutiert. Ich bin froh, das zu hören, denn das halte ich tatsächlich für einen sehr wichtigen Punkt. Wenn Sie das aber wirklich schon so ausführlich besprochen haben, glaube ich einfach nicht, dass bei uns was anderes rumkommt.«

Weitere mögliche Formulierungen:

....

....

....

Nehmen Sie nicht an narzisstischen Mustern teil

Lassen Sie sich nicht dazu verlocken, auf die Aufwertung Ihrer Person (»Sie wurden mir aber sooo empfohlen«) oder die Abwertung anderer Personen (»Ihr Kollege hat mich aber von Anfang an viel schlechter verstanden als Sie«) hereinzufallen. Das ist bereits ein Teil des malignen Prozesses. Gehen Sie darauf nicht ein bzw. beantworten Sie das so langweilig wie möglich (»Ganz ehrlich, ich bin ein ganz normaler Verhaltenstherapeut. An mir ist nichts Besonderes. Das wird nur auf eine Enttäuschung hinauslaufen, wenn wir beide uns jetzt einbilden, dass ich die letzte Rettung bin.«).

Weitere mögliche Formulierungen:

....

....

....

Die Therapie beenden oder gar nicht erst aufnehmen bei Patienten mit »Red Flags«

Seien Sie so nett, diese Patienten nicht »wegzuloben«

Es ist eine häufige Praxis, solche Patienten zu anderen Kollegen »wegzuloben« – dann ist man selbst den Schwarzen Peter los, weil man ihn weitergeschoben hat. (»Sie sind einfach so ein hoch komplexer Fall, da ist eine Verhaltenstherapie viel zu einfach – ich würde Sie wirklich gerne beim Psychoanalytiker sehen«). Das kann man machen, es ist aber den Kollegen gegenüber nicht sonderlich freundlich. Besser ist es, keine Aussagen dazu zu machen, ob ein anderes Angebot für den Patienten besser wäre. Sie haben ohnehin nicht in der Hand, wie es mit ihm weitergeht.

Weitere mögliche Formulierungen:

....

....

....

Beachten Sie Ihr System

Diese Fälle halten sich nicht selten in Kliniken auf, die ein wirtschaftliches Interesse an ihnen haben und/oder sich mit dem Ruhm schmücken, auch für die anspruchsvollsten Fälle der richtige Ansprechpartner zu sein. Dann kann es sein, dass Sie die Anweisung bekommen, diesen Patienten trotz Ihrer Vorbehalte zu behandeln. Versuchen Sie hier, Ihre gut begründete Ansicht zu vertreten und realisieren Sie von den Vorschlägen in diesem Infoblatt das, was in Ihrem System möglich ist. Wenn das System Ihres Behandlungssettings selbst so maligne ist, dass Sie nicht umhinkommen, solche Patienten häufig zu behandeln, sollten Sie sich vielleicht irgendwann überlegen, wie lange Sie das mitmachen möchten.

Weitere mögliche Formulierungen:

....

....

....

Die Therapie begrenzen oder beenden bei erfolglosen Narzissten

Häufig sind die therapeutischen Prozesse mit erfolglosen Narzissten gekennzeichnet von einem positiven, möglicherweise auch dynamischen Start, in dem Sie dem Patienten Hoffnung gemacht haben, dass die Therapie ihm helfen wird, ihn womöglich »narzisstisch gefüttert«, also viel positiv verstärkt haben, und die Sitzungen bei Ihnen für ihn wichtig geworden sind. Mit der Zeit verbessert sich aber die Situation oder die Symptomatik des Patienten nicht und der Patient wird darüber zunehmend frustriert oder ungehalten, Ihnen oder auch anderen Personen gegenüber. Eine Reflexion der narzisstischen Muster ist nicht möglich, weil sie vom Patienten abgelehnt wird oder ihn in schlimme Krisen stürzt. Ein »normaler« Abschluss der Therapie, weil der Therapieauftrag erreicht wurde, ist jedoch auch nicht möglich. Sie haben das Gefühl, in einer Sackgasse zu sitzen.

Reduktion der libidinösen Aufladung

Im Kern geht es hier darum, die »libidinöse Aufladung« der Therapie und der Therapiebeziehung für den Patienten zu reduzieren. Damit ist die emotionale Bedeutung gemeint, die die Therapie für ihn hat, und das Ausmaß, in dem er sich mit der Therapie oder mit Ihrer Person beschäftigt. Hohe »libidinöse Aufladung« wird zu Beginn einer Therapie oft angestrebt zum Beispiel durch das Wecken von positiven Erfolgserwartungen – denn wenn der Patient von der Wirkung der Therapie überzeugt und zu Engagement bereit ist, steigert das die Wirksamkeit. Patienten mit narzisstischen Mustern und wenig Erfolg im eigenen Leben sind besonders empfänglich für libidinöse Aufladung und Bindung durch Lob und Anerkennung, weil sie das sonst in ihrem Leben wenig erfahren. Wenn dann die Symptome oder Probleme des Patienten keinen guten Lauf nehmen, kann sich die positive libidinöse Bindung ins Gegenteil verkehren. Allerdings besteht auch dann noch eine Bindung!

Lob und Bestätigung reduzieren

Konkret heißt »Reduktion der libidinösen Aufladung«, dass Sie Ihre positiven Erfolgsprognosen einstellen sollten, den Patienten mit weniger Lob und Bestätigung versorgen und ggf. Sonderbehandlungen (etwa zusätzliche E-Mails oder Telefonate) reduzieren sollten. Manchmal entwickelt sich mit diesen Patienten auch ein spaßiger, flirtender oder auch etwas dramatischer Kontakt – libidinöse Bindung reduzieren bedeutet, diese Varianten des Kontaktes einzustellen. Im Grunde tun Sie in der Beziehung das gleiche, was Sie auch tun würden, wenn Ihnen im Alltag ein Flirt etwas zu nahegekommen ist und Sie versuchen ihn »abzuschütteln«, ohne das Thema explizit anzusprechen.

Ende der Behandlung ansprechen

Davon abgesehen sollten Sie natürlich, wie bei jedem anderen Patienten auch, offen ansprechen, dass Ihnen eine weitere Behandlung aktuell nicht zielführend erscheint. Wenn der Patient in »libidinöser Aufladung« die Behandlung aufwertet und nicht beenden möchte, betonen Sie, dass Sie schon alles versucht haben und keine weiteren mächtigen Werkzeuge zur Hand haben. Wenn der Patient selbst – ggf. auch etwas trotzig – ein mögliches Ende der Therapie anspricht, greifen Sie das dankbar auf und gehen Sie darauf ein, dass Sie schon ähnliche Gedanken hatten. (»Sie sagen das jetzt so fast ein bisschen ärgerlich, dass die Therapie nicht viel bringt, aber ich denke leider, da ist etwas Wahres dran. Ich habe auch den Eindruck, dass unsere Arbeit eher wenig bringt und dass es vielleicht besser ist, das zu lassen.«)

Die Therapie begrenzen oder beenden bei erfolglosen Narzissten

Intermittierende Verstärkung vermeiden

Wenn Sie sich einmal für diese Linie entschieden haben, bleiben Sie dabei. Lassen Sie sich nicht vom Patienten verführen, doch noch einmal in die narzisstische Beziehungsdynamik einzusteigen – Sie haben Ihre Richtung mit gutem Grund eingeschlagen und aller Wahrscheinlichkeit nach hat sich an diesem Grund nichts geändert.

Frustration des Patienten aushalten

Leider werden Sie in solchen Situationen oft kein wirklich friedliches, einvernehmliches Ende der Therapie finden. Wahrscheinlicher ist es, dass der Patient die Therapie mehr oder weniger trotzig beendet, ohne dass Sie die Möglichkeit haben, das zu klären. Das müssen Sie aushalten. Sie haben ausreichend geprüft, ob der Patient mit Ihnen seine Dynamik reflektieren kann, und Sie wissen, dass das nicht funktioniert. Zudem ist der Patient vermutlich ärgerlich auf Sie und hat wenig Grund, Sie das nicht spüren zu lassen. Es gehört zu seiner Pathologie, in Beziehungen destruktiv aufzutreten, und nun erwischt es eben Ihre Beziehung. Halten Sie das aus, es wird sich auch wieder legen.

Gras über die Sache wachsen lassen

Solche etwas dramatischen Dynamiken können sich leicht aufheizen, sie entwickeln sich aber auch wieder zurück, wenn kein weiteres Öl ins Feuer gegossen wird. Wenn Sie keinen Kontakt mehr zum Patienten haben und auch bspw. nicht mehr als Kontaktperson zu anderen Behandlern o. Ä. in seinem Umfeld auftauchen, wird er mit der Zeit das Interesse an Ihnen verlieren und sich wieder beruhigen.

Merke

Es gibt viele theoretische Konstrukte und Überlegungen zur Behandlung der narzisstischen Persönlichkeitsstörung, aber weltweit bisher keine einzige kontrolliert-randomisierte Therapiestudie. Das lässt vermuten, dass viele dieser Patienten Studien nicht abschließen, Therapie nicht stabil verfolgen oder keine therapeutischen Erfolge haben. Wahrscheinlich kann Psychotherapie diesen Patienten oft nicht helfen, insbesondere wenn sie nur geringe Ressourcen und Entwicklungsmöglichkeiten haben. Es liegt einfach nicht in Ihrer Hand, wie sich dieser Patient entwickelt.

Die Therapie begrenzen oder beenden bei sehr dependenten Patienten

Häufig haben Therapien mit sehr dependenten Patienten sehr positiv begonnen, der Patient hat sich für Ihre Gedanken und Vorschläge sehr aufgeschlossen gezeigt und schien in den Sitzungen gut mitzumachen. Allerdings ändert er im Verlauf nichts, verharrt in der Klage über andere Menschen als Ursache seiner Probleme und möchte zwar weiter mit Ihnen sprechen, aber trotzdem nichts angehen. Wenn Sie ein Ende der Therapie adressieren, vermittelt Ihnen der Patient, dass er Sie ganz dringend brauche und ihm die Sitzungen so gut täten. Womöglich kommt es zu Verhandlungen, etwa ob ein noch vorhandenes geringes Stundenkontingent in halben Stunden aufgebraucht werden kann, die dann allerdings regelmäßig überzogen werden. Andere Menschen werden als Zeugen dafür zitiert, wie wichtig die Therapie doch sei etc.

- **Klar bei Ihrer Einschätzung bleiben**. Wenn Sie gut begründet zu der Einschätzung gekommen sind, dass der Patient seine Muster nicht verlassen wird, dann klären Sie mit ihm, dass Sie ein Weiterführen der Therapie nicht sinnvoll finden. Lassen Sie sich nicht »weichklopfen« und lassen Sie sich auch nicht darauf ein, Ihre Überlegungen immer und immer wieder zu wiederholen und vom Patienten in Frage stellen zu lassen – damit spielen Sie vor allem das Spiel weiter, das Sie in die Verantwortung bringt und dem Patienten die Möglichkeit gibt sich zurückzulehnen.
- **Patienten um seine Einschätzung bitten**. Bitten Sie stattdessen den Patienten um seine Einschätzung, was sich konkret geändert hat und woran er den Wert oder bisherigen Erfolg der Therapie festmacht. Lassen Sie sich dann nicht blenden von minimalen Verbesserungen, die womöglich mit der Therapie gar nichts zu tun haben, oder Einwänden wie: »Die Therapie tut mir so gut.« Erklären Sie hier aus der Autorität Ihrer professionellen Rolle, warum das keine ausreichenden Fortschritte sind.
- **Weiterführung an Kontingenzen binden**. Sie haben immer die Möglichkeit, dem Patienten als »Trostpflaster« anzubieten, dass er sich wieder melden kann, wenn er wirklich etwas ändern möchte. (»Sie können gerne wieder Termine in Anspruch nehmen, wenn Sie das Thema xy wirklich angehen möchten.«). Allerdings sollte eine Voraussetzung für neue Termine sein, dass der Patient tatsächlich aktiv wird – nicht einfach nur seine Absichtserklärung, über dieses Thema noch einmal nachdenken zu wollen. (»Ich würde vorschlagen: Wenn Sie die Stellensuche wirklich angehen wollen und die ersten Bewerbungen abgeschickt haben, dann melden Sie sich gerne, wenn Sie merken, dass Sie das alles sehr belastet und Sie wieder große Ängste haben.«).
- **Ärger des Patienten aushalten**. Auch in diesen Konstellationen müssen Sie damit leben, dass der Patient die Therapie nicht freiwillig verlässt und über Sie frustriert oder verärgert ist. Anders als narzisstische Patienten, die diesen Ärger auch bedrohlich oder aggressiv ausdrücken können, sind dependente Patienten oft eher enttäuscht bis beleidigt und Sie fühlen sich in der Gegenübertragung eher emotional erpresst als aggressiv bedroht (»Am Anfang hatte ich das Gefühl, Sie verstehen mich wirklich gut, aber da habe ich mich wohl getäuscht …«). Lassen Sie sich davon nicht dazu hinreißen, sich doch wieder auf therapeutische Gespräche einzulassen – das wäre intermittierende Verstärkung, mit der Sie dieses Muster nur verfestigen (»Es tut mir leid, wenn Sie sich von mir schlecht verstanden fühlen. Leider sehe ich wirklich nicht, wie ich Ihnen noch helfen kann, und vielleicht ist auch der Zeitpunkt einfach nicht der Richtige für eine Therapie, das kann es geben.«). Möglicherweise befürchten Sie, dass der Patient sich direkt den nächsten Therapeuten suchen und bei diesem dann über Sie herziehen wird. Das ist gut möglich, sollte jedoch für Sie kein Anlass sein, eine sinnlose Therapie weiterzuführen. Vermutlich werden Kollegen die Klagen des Patienten einzuordnen wissen, aber auch das liegt nicht in Ihrer Hand.

Spezialfall stationäre Aufenthalte verhindern mit ambulanter Psychotherapie

Eine wichtige Prämisse ist, dass Psychotherapie als Leistung des solidarischen Gesundheitswesens wertschöpfend eingesetzt wird und deshalb nur angeboten werden sollte, wenn sie auch hilft. Eine zweite Prämisse ist, dass hier bei »Psychotherapie« eigentlich immer von ambulanten Angeboten ausgegangen wird.

Es gibt jedoch Situationen, in denen zwar durch eine ambulante Therapie keine Verbesserung der Gesundheit des Patienten erreicht wird, aber stationäre Aufenthalte verhindert werden – und das Ausweichen auf sozialpsychiatrische Angebote oder Maßnahmen zur Verbesserung von Tagesstruktur und Verstärkerbilanz (z. B. durch die Anschaffung eines Hundes) dieses Ziel nicht erreicht.

Wichtig

Es gibt Fälle, in denen ambulante Therapie stationäre Aufenthalte verhindert und deshalb sinnvoll und im Gesundheitssystem wertschöpfend ist, obwohl sie nicht zu einer Verbesserung beim Patienten führt.

Typischerweise sind das Fälle, die in der Vorgeschichte mehrere, lange, und, bezogen auf die Symptomatik, relativ erfolglose Klinikaufenthalte hatten. In aller Regel gab es im Kontext dieser Aufenthalte viele Krisen und Dramen, etwa notfallmäßige Aufnahmen aufgrund suizidaler Krisen, schwierige Therapieverläufe aufgrund von Konflikten mit Mitpatienten und Personal, und häufig auch Schwierigkeiten in der Entlassplanung. Es ist in diesen oft sehr verfahrenen und schwierigen Situationen für keinen Beteiligten sinnvoll oder gar angenehm, die Erfahrung weiterer stationärer Angebote zu wiederholen. Leider ist das aber das Instrument, das vom System im Falle von Krisen angeboten wird. Sozialpsychiatrische Angebote oder Maßnahmen zur Schaffung von mehr Tagesstruktur (Haustiere etc.) greifen jedoch auch nicht, weil die betroffenen Patienten vor allem eine echte Vertrauensperson benötigen, die sie sehr gut kennt und ihnen unaufgeregt hilft, die Krisen ihres Alltags ohne allzu große Eskalationen (mit stationären Aufenthalten) zu bewältigen.

Für solche Patienten – und für das System als Ganzes – ist es ein großes Glück, wenn sie einen Behandler finden, der ihnen diese Begleitung und Stabilisierung anbietet. Das sind relativ häufig Psychotherapeuten, bei denen eine Therapie vor allem das gute Ergebnis hatte, Krisen besser zu bewältigen und aus der Klinik draußen zu bleiben. Diese Patienten sind allerdings oft so instabil, dass man nicht davon ausgehen kann, dass die Therapie beendet werden kann und der Patient in Zukunft das Gelernte völlig selbständig anwendet. Ein gewisses Minimum an Begleitung ist nötig, um ihn darin zu unterstützen.

Spezialfall stationäre Aufenthalte verhindern mit ambulanter Psychotherapie

Aufgaben von Psychotherapeuten, wenn die Verhinderung stationärer Aufenthalte das wichtigste Ziel ist

- Bezugsperson sein: »Da ist jemand für mich da, der mich sehr gut kennt und den ich auch gut kenne.«
- Stabilität in der Beziehung: »Auf den kann ich mich verlassen.«
- Bindung: »Es ist ihm wichtig, dass ich erst mit ihm spreche, bevor ich eskaliere.«
- Verstärkung von gesundem Verhalten: »Er freut sich, wenn ich es schaffe, nicht in die Klinik zu müssen.«
- Gelassenheit: »Der regt sich nicht auf, dem kann ich alles erzählen, bei dem kann ich mich beruhigen.«

Idealerweise ist hier allen Beteiligten klar, dass das Ziel keine intensive Weiterentwicklung des Patienten, sondern eine langfristige Stabilisierung seines Alltags ist. Das therapeutische Vorgehen ist entsprechend eher pragmatisch als einsichtsorientiert. Idealerweise wird der Patient nur selten und kurz, ggf. auch nur »bei Bedarf« gesehen – ein »offizieller« Abschluss der Therapie ist aber kein sinnvolles Ziel. Therapeuten in einem psychiatrischen Setting, z. B. niedergelassene Psychiater oder Psychotherapeuten in einer Psychiatrischen Institutsambulanz, haben dafür möglicherweise auch die geeigneten Abrechnungsziffern. Bei niedergelassenen Psychologischen Psychotherapeuten müssen für die Abrechnung Kurzkontakt-Ziffern-Kompromisse u. Ä. gefunden werden.

6 Training und Selbsterfahrung

Viele Therapeutinnen berichten, dass es ihnen zum einen sehr schwerfällt zu akzeptieren, dass sie einer Patientin durch Therapie nicht helfen können. Zum anderen spüren sie große Hürden, die Patientin damit zu konfrontieren oder andere hier beschriebene Maßnahmen zur Begrenzung oder Beendigung der Therapie umzusetzen.

Das hat therapeutenseitig zwei verschiedene Gründe, die natürlich auch zusammenwirken können: Zum einen wird das Thema der Nonresponse und der erfolglosen Therapieverläufe in der Psychotherapieausbildung bisher praktisch vollständig ignoriert. Der Fokus liegt immer darauf, wie bestimmte Methoden eingesetzt werden müssen, um einer Patientin zu helfen. Dass es auch wichtig ist einzuschätzen, ob der Patientin damit überhaupt geholfen werden kann, wie mit den entsprechenden Fällen umgegangen werden kann, ist nicht Teil der Curricula und wird auch von vielen Supervisoren nicht diskutiert. Dadurch lernen junge Therapeutinnen diese Sichtweise schlicht nicht und erwerben keine Routine darin, die entsprechenden, in diesem Buch behandelten Schritte zu gehen.

Zum anderen können viele Therapeutinnen es persönlich emotional schwer aushalten, wenn sie einer Patientin nicht helfen können und das womöglich auch noch zum Ausdruck bringen müssen. Sie haben dann das Gefühl zu versagen, die Patientin »aufzugeben«, oder fühlen sich schuldig. Das hat in vielen Fällen sicherlich auch biografische Gründe. So kennen viele Therapeutinnen aus ihrer Kindheit frühe Parentifizierung und übermäßige Verantwortungsübernahme etwa für kranke Familienmitglieder. Diese Muster lassen sich in der Therapieausbildung, die Nonresponder und den Umgang mit mangelndem Therapieerfolg nicht adressiert, nahtlos fortsetzen. Zudem werden sie natürlich von der kollektiven Haltung innerhalb der Kollegenschaft, dass selbst der schwerste Fall mit jahrelanger Vorgeschichte erfolgloser Therapie gerettet werden muss, aufrechterhalten.

Dieses Kapitel enthält daher zunächst einige Vorschläge, wie Sie die in diesem Buch vorgestellten Techniken und Strategien lernen können, wenn Ihnen dafür einfach die Routine fehlt. Zum anderen geht es aber auch darum, wie Sie Ihre eigenen emotionalen Hürden überwinden können, sofern Sie feststellen, dass diese Sie behindern. Dieses Kapitel kann Ihnen auch helfen, wenn Sie Supervisorin sind, und Ihre Supervisandinnen in diesen Lernschritten besser begleiten wollen.

Arbeits- und Informationsmaterial

INFO 31 Kompetenzen, die gelernt und ins berufliche Selbstkonzept integriert werden müssen
Hier finden Sie eine Übersicht der Kompetenzen, die Sie benötigen, um schwierige Verläufe besser zu adressieren. Neben Techniken der Gesprächsführung geht es dabei immer wieder auch um eine bestimmte Haltung.

AB 14 Merkmale erfolgreicher Therapeutinnen
Das Arbeitsblatt fasst zusammen, welche Fertigkeiten Therapeutinnen auszeichnen, die auch mit schwierigeren Patientinnen erfolgreich sind. Was müssen Sie umsetzen, um mit den Patientinnen in eine konstruktive Arbeitsbeziehung zu kommen – und wie gut beherrschen Sie diese Fertigkeiten bereits?

INFO 32 Üben, üben, üben: Stuhldialoge und Konfrontation
Auch der Umgang mit Nonrespondern will gelernt sein und erfordert Routine. Hier geht es darum, wie Sie sich diese Routine effektiv aneignen können.

AB 15 Vorbereitung mit imaginativem Probehandeln
Es kann helfen, schwierige Therapiesituationen imaginativ vorzubereiten. Dazu gibt dieses Informationsblatt ein paar konkrete Hinweise.

INFO 33 Nutzung von Modellen und inneren Vorbildern
In der Psychotherapieaus- und -weiterbildung findet viel soziales Lernen statt. Auch für die Themen »Schwierige Therapieverläufe«, »Nonresponse« und »Widerstand« sind Modelle und Vorbilder sinnvoll.

INFO 34 Selbstverstärkende Prozesse initiieren mit Wiederholung und Feedback
Viele der auf diesem Informationsblatt vorgeschlagenen Vorgehensweisen fallen Ihnen zunächst vielleicht schwer, weil sie sich ungewohnt und möglicherweise auch etwas grob anfühlen. Wenn Sie sich jedoch einerseits daran gewöhnen und andererseits durch das Feedback von Patientinnen auch immer wieder positive Verstärkung bekommen, kann sich das mit der Zeit sehr gut ändern.

AB 16 Imagination: Welche Gefühle hindern Sie daran, die Patientin zu konfrontieren?
In dieser Übung geht es darum herauszufinden, welche Gefühle und Motive es Ihnen schwermachen, mit Patientinnen Klartext zu sprechen und ihnen auch schwierigere Themen zuzumuten. Zudem wird über eine Affektbrücke der biografische Zusammenhang aktualisiert.

AB 17 Imaginatives Überschreiben gegen Angstgefühle
Wenn Sie sich von Ängsten und Sorgen gehindert fühlen, die einen klaren biografischen Ursprung haben, können Sie diese Übung nutzen, um sich davon zu lösen. Dazu werden assoziierte biografische Situationen imaginativ überschrieben.

AB 18 Imaginatives Überschreiben gegen Schuld und übermäßige Verantwortungsgefühle
In dieser Imaginationsübung geht es darum, Schuld und übermäßige Verantwortung zu reduzieren. Auch hier geht es um das imaginative Überschreiben von assoziierten biografischen Erinnerungen.

AB 19 Imagination »Tierübung« gegen Ängste und Unsicherheit
Diese hypnotherapeutische Übung hilft bei der Überwindung von Ängsten und Unsicherheit. Ein biografischer Bezug muss hier nicht hergestellt werden. Gearbeitet wird mit vorgestellten Tierbildern.

AB 20 Imagination zur Transformation von negativen Gefühlen
In dieser etwas fantastischeren Imaginationsübung geht es um die Transformation von negativen Gefühlen aller Art. In der Wahl der Bilder sind Sie dabei völlig frei, ein biografischer Bezug muss nicht hergestellt werden.

AB 21 Imagination »Verantwortung wegschicken« gegen Schuldgefühle und übermäßige Verantwortungsübernahme
In dieser Imaginationsübung wird die übermäßige Schuld oder Verantwortung auf ein Schiff gepackt und verabschiedet, damit Sie sich davon emotional lösen können.

AB 22 Kognitive Arbeit mit übermäßiger Schuld und Verantwortung: Pro und Contra
In dieser kognitiven Arbeit geht es darum, die Gründe für und gegen übermäßige Schuld- und Verantwortungsgefühle zu erörtern.

AB 23 Stuhldialog bei übermäßiger Schuld- und Verantwortungsübernahme
In diesem Stuhldialog können Sie Affekte aufbauen, die Ihnen helfen, sich von übermäßigen Gefühlen von Schuld und Verantwortung zu lösen.

AB 24 Stuhldialog bei Co-Abhängigkeit zur Aufgabe von Illusionen
Bei Co-Abhängigkeit werden oft eigene Illusionen geschützt, die sich um die Frage drehen, was sich im eigenen Umfeld noch ändern kann oder wird. In diesem Stuhldialog wird von solchen Illusionen Abschied genommen.

AB 25 Umgang mit dem Thema »eigene Grandiosität« (Stuhldialog)
Manchmal führt auch eine übermäßige Vorstellung der eigenen Wirkmächtigkeit dazu, dass es Therapeutinnen schwerfällt zu sehen, dass eine Therapie nicht erfolgreich verläuft. In dieser Übung mit Stuhldialog wird dieser Grandiosität eine realistischere Sichtweise gegenübergestellt.

INFO 35 Umgang mit realer eigener therapeutischer Abhängigkeit
Es kann Situationen geben, in denen Sie leider nicht die Freiheit haben, unnötige oder gar potenziell schädliche Therapien selbst zu gestalten oder auch zu verhindern. Hier geht es darum, welche Möglichkeiten Sie evtl. trotzdem nutzen können, und wann Sie einfach nur noch die Grenzen des Systems akzeptieren müssen.

INFO 36 Umgang mit Scheitern und hoffnungslosen Fällen
Hier geht es zum Abschluss darum, wie Sie lernen können, mit der Erfahrung des Scheiterns zurechtzukommen, so dass sie Ihnen mit der Zeit immer weniger zusetzt.

Kompetenzen, die gelernt und ins berufliche Selbstkonzept integriert werden müssen

In der Therapieaus- und -weiterbildung lernen Therapeutinnen viele Techniken, mit denen sie Menschen helfen können, etwa Exposition, Kognitive Umstrukturierung, Achtsamkeitstechniken, imaginative Techniken oder Stuhldialoge, um nur ein paar wenige zu nennen. Um im hier besprochenen Sinne mit Patientinnen mit schwierigen Verläufen oder Nonresponse umzugehen, brauchen Sie keine einzige neue Technik im engeren Sinne zu lernen – im Stuhldialog haben Sie zum Beispiel keine prinzipiell anderen Stühle als in anderen Stuhldialogen stehen; beim Abwägen von Vor- und Nachteilen brauchen Sie keine andere Pro-Contra-Liste als für die Disputation anderer schädlicher Verhaltensweisen etc.

Was vielen Therapeutinnen dafür jedoch fehlt, weil sie es bisher nicht gelernt haben, betrifft die Beurteilung von Patientinnen und Therapieverläufen und die Akzeptanz, dass Psychotherapie nicht jedem hilft. Außerdem ist es oft notwendig, eine weitaus direktivere Gesprächsführung anzuwenden, als man das als Therapeutin gemeinhin gewohnt ist. Letztlich geht es viel um die Haltung, mit der Sie arbeiten. Diese Haltung muss nicht nur erlernt, sondern auch ins berufliche Selbstbild integriert werden, denn sie bricht doch deutlich mit dem Bild der immer lieben, freundlichen, zugewandten und empathischen Therapeutin, die auch noch jedem noch so schwierigen Fall weiterhelfen kann.

Urteilsbildung

In der Therapieausbildung lernt man zu beurteilen, welche Technik oder welches Vorgehen für welches Symptom oder Problem hilfreich ist. Um mit Nonresponse und schwierigen Verläufen gut umzugehen, muss zusätzlich die Gesamtsituation der Patientin daraufhin beurteilt werden können, ob und wie sie auf die Therapie reagieren wird oder wie eine laufende Therapie sich entwickelt. Das betrifft:

- **Die Beurteilung vor Aufnahme einer Therapie:** Gibt es hier bereits Hinweise auf drohende Nonresponse oder gar Red Flags? Welche Fortschritte werden die Ressourcen der Patientin voraussichtlich etwa zulassen können?
- **Die Beurteilung des Verlaufs einer Therapie:** Zeigt die Patientin Einsicht, löst sich ihr Widerstand, beginnt sie ihre problematischen Muster zu reflektieren und sich zu entwickeln? Falls ja, was tut sich, und ist das mehr als nur winzig kleine »Babyschritte«?
- **Die Beurteilung einer einzelnen Sitzung:** Lässt sich bspw. eine narzisstische Patientin auf einen Stuhldialog ein, geht damit in Distanz zu ihrem Muster und reflektiert in einem gewissen Maß auch dessen Nachteile? Oder macht sie sich dabei über die Therapeutin lustig und lässt sich nicht auf eine Reflexion ein?

Akzeptanz von Grenzen

Die Beschäftigung mit dem Konzept des Nonresponders erfordert zwingend zu akzeptieren, dass Psychotherapie an Grenzen stoßen kann. Manche Menschen können sich durch Psychotherapie nicht ändern! Manchmal können Sie das gut nachvollziehen, weil diesen Menschen die Veränderung eigentlich keine Vorteile bringen oder ihnen sogar ihre Verstärker wegnehmen würde. Manchmal werden Sie natürlich auch überrascht sein, wer sich verändert und wer nicht. Therapeutinnen neigen dazu, geringe Therapieerfolge auf eine schlechte Passung zu schieben – ich bin nicht die richtige Therapeutin für diese Patientin, oder der Zeitpunkt passt gerade nicht … Das mag manchmal ja zutreffen, sehr häufig aber auch nicht. Wenn etwa ein maligner narzisstischer Patient als einziges Beziehungsmotiv hat, Sie zu erniedrigen, um sich bedeutsam zu fühlen, dann werden Sie das nicht ändern, egal wie gut Sie ihn analysieren können und unabhängig vom Elan, mit dem Sie versuchen, ihn von der Arbeit mit dem inneren Kind zu überzeugen. Er wird sich nur über Sie lustig machen, und mit Ihrer Kollegin täte er

Kompetenzen, die gelernt und ins berufliche Selbstkonzept integriert werden müssen

genau das gleiche. Wenn Sie solche Grenzen akzeptieren, wird Ihnen die Arbeit mit diesem Patienten – in diesem Fall vielleicht einmal zur Reflexion seiner narzisstischen Muster einladen und, wenn das nicht klappt, dann die Therapie beenden – sehr viel leichter fallen.

Gesprächsführung

In der Therapieausbildung werden junge Therapeutinnen beim Thema »Gesprächsführung« einseitig in einem nondirektiven Vorgehen trainiert. Wir lernen sehr gründlich, die emotionalen Erlebnisinhalte aus den Berichten der Patientin zu extrahieren und diese zu spiegeln, um die Patientin in der Selbsterkenntnis unterstützen. Das funktioniert für Patientinnen mit guter Therapieresponse, aber nicht für Patientinnen mit schwierigen Verläufen und Nonresponse. Mit diesen Patientinnen ist es notwendig, manchmal auch sehr direktiv oder sogar fast grob zu sein, sie zu unterbrechen, die Themen zu setzen und vor den Prozess zu gehen.

Haltung

All diese Fertigkeiten kann man entspannt und mit Erfolg einsetzen, wenn man die Haltung hat, dass das Leben vielfältige Entwicklungen nehmen kann, und dass Psychotherapie nur einer von vielen Wegen ist, darauf Einfluss zu nehmen. Manchen Menschen hilft sie, manchen nicht. Manche Menschen haben auch gar nicht den Drang, sich so zu ihrem besten Selbst zu entwickeln, wie wir das mit unserer humanistischen Sozialisierung erwarten. Und selbst wenn es nach unseren therapeutischen Konzepten sinnvoll wäre, sich mit den eigenen Gefühlen und Motiven auseinanderzusetzen und die eigenen Hürden zu überwinden, gibt es doch Menschen, die sich dafür nicht gewinnen lassen. Diese therapeutische Haltung steht in einem gewissen Widerspruch zu der humanistischen Haltung, mit der wir in der Regel sozialisiert sind – dass nämlich jedem Menschen das Streben nach Selbstaktualisierung innewohnt und man nur genug Liebesmüh aufbringen muss, um diese Entfaltung zu erreichen. Es ist nicht unmenschlich, hier eine etwas differenziertere und vor allem realistischere Haltung anzunehmen – es gibt aber möglicherweise Kolleginnen, für die sich das so anfühlen wird.

Merkmale erfolgreicher Therapeutinnen

Von schwierigen Verläufen fühlen sich Therapeutinnen oftmals überfordert und sehen eine »fehlende Passung« zwischen Patientin und Therapeutin als Ursache des Problems – bzw. umgekehrt wird Patientinnen dann häufig die Rückmeldung gegeben, sie brauche möglicherweise eine Therapeutin mit besserer »Passung«.

Empirisch lässt sich allerdings nicht finden, dass es so eine »Passung« in dem Sinne gibt, dass für unterschiedliche Patienten verschiedene Therapeutentypen o. Ä. empfehlenswert seien. Stattdessen spielt generell die sogenannte therapeutische Allianz eine wichtige Rolle für das Therapieergebnis (Wampold & Flückiger, 2023).

Zentrale Elemente der therapeutischen Allianz

- gemeinsame Ziele
- gemeinsames Verständnis von den Aufgaben der beiden Beteiligten
- Bindung

Die Therapeutin hat einen hohen Beitrag zur Bildung dieser Allianz. Um gerade mit schwierigen Patientinnen eine gute Allianz zu schmieden und zu erhalten, sind bestimmte soziale Fertigkeiten bei der Therapeutin notwendig, die es ihr ermöglichen, herausfordernde Situationen mit Patientinnen gut zu meistern. Diese werden auch im Deutschen als »Facilitative Interpersonal Skills« (also etwa »begünstigende / unterstützende interpersonelle Fertigkeiten«, kurz FIS), bezeichnet, und sind in der Literatur sehr gut beschrieben (Anderson et al., 2009; Gumz et al., 2020)). Wer diese Skills gut beherrscht, kommt also generell besser auch mit schwierigen Patientinnen zurecht. Es braucht also nicht hohe »Passung«, sondern hohe FIS!

Facilitative Interpersonal Skills (FIS)

(1) **Verbale Ausdrucksfähigkeit**. Beschreibt sichere, entspannte, flüssige Kommunikation ohne Anzeichen von Angst oder Unsicherheit. Hier geht es nicht darum, *was* gesagt wird, sondern *wie* es gesagt wird.

(2) **Hoffnung und positive Erwartungen**. Beschreibt, dass die Therapeutin optimistisch bezüglich des Therapieergebnisses und / oder der Zukunft der Patientin ist. Damit ist nicht nur eine generell optimistische Haltung gemeint, sondern auch konkrete Ideen dazu, wie der Weg der Patientin in diese bessere Zukunft aussehen kann.

(3) **Fähigkeit, glaubwürdig und überzeugend zu sein**. Damit ist gemeint, dass die Therapeutin ein nachvollziehbares und überzeugendes Konzept für die Probleme der Patientin anbietet und es auch schafft, die Patientin so von neuen Ideen zu überzeugen oder sie animiert, eine neue Perspektive einzunehmen.

(4) **Emotionale Ausdrucksfähigkeit**. Beschreibt, dass die Therapeutin emotional und engagiert kommuniziert. Das darf durchaus auch mal ein wenig provokativ sein – generell muss die Kommunikation aber von positivem Affekt und Engagement für die Patientin bestimmt sein.

(5) **Wärme, Akzeptanz und Verständnis**. Die Therapeutin vermittelt der Patientin, dass sie sich um sie sorgt, sie versteht und sie nicht verurteilt.

(6) **Empathie.** Die Fähigkeit, der Patientin zu vermitteln, dass man ihre Erfahrungen und Sichtweisen akkurat versteht und nachvollziehen kann.

Merkmale erfolgreicher Therapeutinnen

(7) Bündnisfähigkeit. Der Therapeutin gelingt es, eine kooperative Atmosphäre zu schaffen, in der Therapeutin und Patientin sich als ein Wir verstehen, das gemeinsam an Problemen arbeitet.

(8) Aufgreifen von Spannungen und Krisen. Das bezieht sich insbesondere auf Spannungen in der therapeutischen Beziehung. Die Therapeutin ist in der Lage, diese anzusprechen und konstruktive Lösungen zu verfolgen.

Welche FIS beherrschen Sie schon gut oder noch nicht so gut?

(1) Verbale Ausdrucksfähigkeit

☐	☐	☐	☐	☐
1	2	3	4	5
beherrsche ich gut				muss ich noch trainieren

(2) Hoffnung und positive Erwartungen

☐	☐	☐	☐	☐
1	2	3	4	5
beherrsche ich gut				muss ich noch trainieren

(3) Fähigkeit, glaubwürdig und überzeugend zu sein

☐	☐	☐	☐	☐
1	2	3	4	5
beherrsche ich gut				muss ich noch trainieren

(4) Emotionale Ausdruckfähigkeit

☐	☐	☐	☐	☐
1	2	3	4	5
beherrsche ich gut				muss ich noch trainieren

Merkmale erfolgreicher Therapeutinnen

(5) Wärme, Akzeptanz und Verständnis

☐	☐	☐	☐	☐
1	2	3	4	5
beherrsche ich gut				muss ich noch trainieren

(6) Empathie

☐	☐	☐	☐	☐
1	2	3	4	5
beherrsche ich gut				muss ich noch trainieren

(7) Bündnisfähigkeit

☐	☐	☐	☐	☐
1	2	3	4	5
beherrsche ich gut				muss ich noch trainieren

(8) Aufgreifen von Spannung und Krisen

☐	☐	☐	☐	☐
1	2	3	4	5
beherrsche ich gut				muss ich noch trainieren

Wichtig

Sie dürfen nicht davon ausgehen, dass sich jeder schwierige Verlauf ins Positive wenden lässt, wenn Sie nur genug FIS einsetzen! Allerdings können Sie mit höheren FIS vermutlich besser und sicherer feststellen, ob bei einer Patientin noch »etwas zu holen« ist oder nicht.

Üben, üben, üben: Stuhldialoge und Konfrontation

Genau wie alle anderen Fertigkeiten im Beruf und anderen Lebensbereichen wird eine sehr direkte Konfrontation oder ein Stuhldialog zu schwierigen Mustern umso besser funktionieren, desto mehr Routine man darin hat. Natürlich benötigt man eine bestimmte Haltung dafür, aber es kommt keinesfalls nur auf die Haltung an, sondern auch auf die Übung!

Rollenspiele
Sehr gut dafür geeignet sind, wie für alle therapeutischen Techniken, Rollenspiele in der Supervision und Intervision. Versetzen Sie sich in solchen Rollenspielen unbedingt sowohl in die Rolle der Therapeutin als auch die Rolle der Patientin. Denn es ist nicht nur wichtig, therapeutische Routine zu entwickeln. Es ist zusätzlich extrem interessant, sich in schwierige Patientinnen hineinzuversetzen und in dieser Rolle zu erleben, wie man etwa von einer gesunden Perspektive gar nicht erreicht wird oder wie wenig attraktiv eine solche Perspektive in bestimmten Konstellationen erscheinen kann. Es kann auch sehr erhellend sein zu erleben, wie herrlich lustvoll-zerstörerisch es sich anfühlen kann, als erfolglose Narzisstin wenigstens noch die Therapeutin ärgern zu können. Auch die Notwendigkeit des manchmal etwas gröberen, sehr direktiven therapeutischen Vorgehens können Sie aus der Patientenperspektive sehr gut erleben – wenn Sie in dieser Rolle spüren, wie wenig von dem, was die Therapeutin sagt, überhaupt bei Ihnen ankommt, weil Sie etwa permanent jammern oder Vorwürfe machen und einfach auch nicht motiviert sind, die Botschaft der Therapeutin zu hören.

Stuhldialoge mit allen Patienten üben
Falls Ihnen die sehr empfehlenswerten Stuhldialoge als Technik zusagen, sollten Sie Stuhldialoge unbedingt zunächst einfach mit allen Patienten üben, die dafür in Frage kommen, insbesondere auch mit »leichten« Fällen, mit denen diese Technik oft spontan gut funktioniert. Denn die in Kapitel 3 »Problematische Muster thematisieren: Konfrontation« beschriebenen Stuhldialoge können anspruchsvoll und anstrengend sein und sich auch bei guter Durchführung recht holprig anfühlen. Das fällt Ihnen leichter, wenn Sie schon ein gewisses Gefühl für diese Technik haben und sich darauf verlassen können, dass Sie damit in aller Regel recht gut klarkommen. Sonst ist es auch schwer zu beurteilen, ob ein wenig konstruktiver Verlauf vor allem an der Patientin oder an Ihrer mangelnden Übung liegt.

Schnell zum Punkt kommen
Sobald die Patientin beginnt, ihr schwieriges Muster zu zeigen, sollten Sie mit der Konfrontation oder dem Stuhldialog beginnen. Das wird in der Regel nicht länger als 5 bis 10 Minuten nach Sitzungsbeginn sein. Denn Sie kennen es sicherlich, dass es umso schwerer wird, ein Muster noch zu unterbrechen, je länger Sie abgewartet und es haben laufen lassen. Da es auch für viele andere Situationen sehr günstig oder zumindest nicht von Schaden ist, wenn Sie in Therapiesitzungen rasch auf das zentrale Thema fokussieren, können Sie das im Prinzip in jeder Sitzung üben: Finden Sie in den ersten 5 Minuten heraus, was das Thema ist, und beginnen Sie damit, eine passende Technik anzuwenden. Dann haben Sie immer genug Zeit für die Technik und können manchmal vielleicht sogar ein paar Minuten eher aufhören. Übrigens: Viele Therapeutinnen haben das Konzept, dass man der Patientin Redezeit gewähren müsse, um die therapeutische Beziehung aufzubauen. Dies spielt aber keine Rolle. Viel entscheidender ist, dass die Patientin Ihr Engagement spürt, und dass Sie mit ihr in eine Veränderung gehen wollen. Das passiert aber nicht, wenn Sie die Patientin einfach zum unstrukturierten Reden einladen.

Üben, üben, üben: Stuhldialoge und Konfrontation

Tipp

Beginnen Sie eine Therapiesitzung niemals mit der Frage: »Wie war Ihre Woche?« Das lädt die Patientin ein, unfokussiert zu berichten, und führt nur bei sehr differenzierten Patientinnen dazu, dass Sie unmittelbar das wichtigste Thema eröffnet. Fragen Sie alternativ besser »Was haben Sie heute mitgebracht?« oder »Wie kann ich Ihnen heute helfen?« Das gibt Ihnen die Möglichkeit, nach wenigen Minuten nachzufassen und den Fokus rasch zu setzen.

Welche Einstiege haben sich bei Ihnen in der Vergangenheit als erfolgreich erwiesen?

....

....

....

....

....

Selbstbewusstes Auftreten üben

Häufig müssen Sie in der Arbeit mit solchen Situationen etwas assertiver auftreten als in anderen Therapiestunden. Sie werden dann vielleicht wahrnehmen, dass Sie auch in anderen Situationen Ihres Alltags etwas assertiver werden und sich nicht mehr ganz so viel »bieten lassen«. Das ist möglicherweise eine gute Entwicklung. Umgekehrt können Sie natürlich auch versuchen, in anderen Situationen des Alltags ein wenig assertiver zu werden und diese Fortschritte in die Therapie mitzunehmen.

AB 15 • T

Vorbereitung mit imaginativem Probehandeln

Imaginatives Probehandeln mit Patientinnen

Imaginatives Probehandeln kann eine gute Technik für Patientinnen sein, um neue Dinge anzugehen, vor denen man etwas zurückschreckt. Es bedeutet, sich die geplante Handlung ganz detailliert vorzustellen und in der Fantasie einschließlich aller möglichen Schwierigkeiten durchzugehen. Bei Patientinnen kann das z. B. helfen, ein lange vermiedenes Gespräch oder eine neue soziale Situation anzugehen.

Imaginatives Probehandeln als Therapeutin

Sie können diese Technik aber auch ausgezeichnet selbst anwenden, wenn Sie neue Techniken oder neue Vorgehensweisen in der Therapie ausprobieren möchten. Lehnen Sie sich dafür zurück, schließen Sie die Augen, und stellen Sie sich genau vor, wie Sie die Intervention durchführen, die Sie mit Ihrer schwierigen Patientin planen. Stellen Sie sich vor, wie die Patientin reagiert und wie Sie damit umgehen werden. Für die späte Umsetzung am wichtigsten ist sicherlich, dass Sie sich den Einstieg gut vorstellen – der weitere Verlauf wird sich dann ohnehin auch spontan ergeben.

Hier haben Sie die Möglichkeit, den Ablauf Ihres imaginativen Probehandelns festzuhalten:

....

....

....

....

....

Nehmen Sie bei dieser Übung auch wahr, wie Sie sich dabei fühlen.

- Können Sie sich leicht in diese Vorstellung hineinversetzen, liegen die Hürden vor allem darin, dass Sie dieses Vorgehen bisher nicht gewöhnt sind? Dann kann Ihnen die Übung alleine schon sehr gut helfen, sich aufzuraffen und neue Wege auszuprobieren.
- Oder spüren Sie stärkere emotionale Hürden, etwa Schuldgefühle, weil Sie den Patienten »hängen lassen« oder Sie es schwer aushalten, wenn sich die Patientin mit dieser Intervention nicht wohl fühlt? Dann können Sie evtl. mit den Übungen zur Selbsterfahrung zum Abbau persönlicher innerer Hürden weitermachen.

Wie haben Sie sich bei dieser Übung gefühlt?

....

....

....

Nutzung von Modellen und inneren Vorbildern

Soziales Lernen spielt natürlich für den Erwerb psychotherapeutischer Kompetenzen eine enorm große Rolle. Denn Psychotherapie wird ja ausschließlich im sozialen Kontext angewendet. Deshalb kann es extrem hilfreich sein, sich Modelle und Vorbilder zu suchen.

Das klingt absolut banal und selbstverständlich. Leider ist es unverständlicherweise in der Psychotherapie-Ausbildung nach wie vor viel zu wenig etabliert. Novizen bekommen erklärt, wie etwas funktioniert, bestenfalls einen 20 Jahre alten, völlig gestellt wirkenden Lehrfilm gezeigt, und sollen dann ihre eigenen Erfahrungen machen. Leider sind das wirklich schlechte Bedingungen, gerade um den Umgang mit herausfordernden Situationen zu lernen.

Tipp

Dennoch oder gerade deshalb sollten Sie nach Modellen suchen, zum Beispiel in Lehrvideos oder auf Workshops. Trauen Sie sich, jede Gelegenheit zu nutzen, bei der Sie sich neue Techniken zeigen lassen können. Dabei geht es darum, Vorstellungen zu sammeln, wie bestimmte Interventionen durchgeführt werden können. Genauso wichtig ist es aber auch zu sehen, dass auch bei einem erfahrenen Kollegen konfrontative Sitzungen manchmal ausgesprochen holprig und »unrund« laufen. Das ist ganz normal und es gibt Ihnen Sicherheit, wenn Sie das selbst beobachten können.

Innere Vorbilder

Kompetente Modelle können Sie auch als »innere Vorbilder« nutzen – also Menschen, die Sie sich als Vorbild nehmen, um eine bestimmte Haltung einzunehmen oder sich zum Beispiel gegen relativ »laute« Patientinnen zu behaupten. Dazu können Sie in entsprechenden Situationen – also etwa wenn Sie eine schwierige Patientin in einem Stuhldialog mit ihrem Muster konfrontieren wollen und davor etwas zurückschrecken – innerlich in Ihrer Vorstellung in die Haut Ihres Vorbildes schlüpfen.

- Was würde Ihr Vorbild sagen,
- mit welchen Gesten,
- welchem Tonfall,
- welcher Körperhaltung?

Versuchen Sie Ihre Intervention aus dieser Perspektive heraus zu gestalten, spielen Sie Ihr Vorbild. Das kann in vielen Situationen helfen, Hürden zu überwinden und insbesondere mutiger zu werden. Und natürlich kann es auch mit diesem Trick nicht schaden, neue Vorgehensweisen erst einmal mit etwas einfacheren Patientinnen zu üben, mit denen es mit höherer Wahrscheinlichkeit klappt.

Selbstverstärkende Prozesse initiieren mit Wiederholung und Feedback

Mit einem direktiveren, konfrontativen, sehr bodenständig-realistischem Vorgehen in der Therapie ist es wie mit allen neuen Dingen, die wir lernen: Am Anfang ist es schwierig, gerade wenn man als Therapeutin ganz anders sozialisiert ist und jahrelang jedes Wort auf die Goldwaage gelegt hat, um die Patientin nicht zu kränken. Mit der Zeit wird es aber immer selbstverständlicher, es fällt Ihnen viel leichter und Sie können seinen Sinn immer besser einschätzen.

Am Anfang machen Sie sich vielleicht noch Sorgen darüber, dass Sie hier oder da etwas ein wenig ungeschickt formuliert haben oder »im Eifer des Gefechts« zum Beispiel auf eine möglicherweise bedeutsame Äußerung der Patientin nicht angemessen eingegangen sind. Das wird sich mit der Zeit legen, wenn Sie merken, dass die meisten Dinge, die Sie sagen, bei diesen schwierigen, in ihren Mustern hart verhafteten Patientinnen ohnehin »zum einen Ohr rein, zum anderen wieder raus« gehen. Hier ist es geradezu notwendig, deutlich »lauter« und klarer zu sein als bei Patientinnen, die auf Ihre nondirektive Therapie gut reagieren.

Dabei ist es besonders hilfreich, wenn Sie Ihre Patientinnen immer wieder um Feedback bitten. Machen Sie es sich zur Gewohnheit, nach jeder Sitzung – nicht nur nach Sitzungen mit schwierigen Patientinnen – danach zu fragen, wie es der Patientin jetzt geht und was Sie mitnimmt. Wenn Sie den Eindruck hatten, dass Sie die Patientin sehr hart konfrontiert haben, dann erbitten Sie auch dazu Feedback.

Beispiel • Formulierungsvorschlag

- »Heute war ich ja sehr direkt mit Ihnen, Frau xy, vielleicht sogar ein bisschen hart. Wie geht es Ihnen denn jetzt, was nehmen Sie mit aus der Sitzung?«
- »Letzte Woche hatten wir ja diesen Stuhldialog gemacht mit Ihrem Jammer-Modus, Frau xy, können Sie sich daran noch erinnern? Haben Sie da noch weiter drüber nachgedacht?«

Sie werden feststellen, dass gerade in Sitzungen, in denen Sie sich nach Ihrem Gefühl sehr weit aus dem Fenster gelehnt und die Patientin mit harten Wahrheiten konfrontiert haben, das Feedback oft ausgesprochen gut ist. Nicht selten werden Sie Sätze hören wie »Sie waren schon ziemlich direkt / So wie Sie hat noch keine Therapeutin mit mir gesprochen, aber ich weiß ja, dass Sie Recht haben. Und von anderen Menschen habe ich das ja auch schon gehört.« Verstehen Sie so eine Rückmeldung bitte unbedingt als Kompliment!

Zudem lohnt es sich, Patientinnen in der Folgesitzung nach aus Ihrer Sicht herausfordernden, konfrontativen Sitzungen danach zu fragen, was »hängengeblieben« ist. Sie werden verblüfft sein, wie häufig sich Patientinnen kaum noch an Sitzungen erinnern können, die Sie selbst als enorm hart und fordernd wahrgenommen haben. Gleichzeitig kann Ihnen das jedoch sehr helfen zu verstehen, wie wichtig es sein kann, tatsächlich manchmal sehr direkt und »laut« zu sein – und wie bei einem echten Nonresponder selbst das nicht zur Einsicht und Veränderung führt.

Imagination: Welche Gefühle hindern Sie daran, die Patientin zu konfrontieren?

Wenn Sie spüren, dass Interventionen wie eine Konfrontation der Patientin mit einem schlechten Therapieverlauf, das Ankündigen eines Therapieendes oder vielleicht schon das »harte« Unterbrechen einer Patientin Sie mit starkem Unbehagen erfüllt, sollten Sie einmal diese Übung machen. In der Supervision können Sie sie mit Supervisanden durchführen, die stark vor einem konfrontativen Vorgehen zurückschrecken.

Die Übung kann Ihnen helfen herauszufinden, welche eigenen biografisch erworbenen Muster Ihnen womöglich im Weg stehen. Sie folgt dem üblichen Schema des imaginativen Überschreibens mit einer Affektbrücke von aktuellen Gefühlen in die Kindheit.

(1) Machen Sie es sich für diese Übung bequem, schließen Sie gerne die Augen, achten Sie ein paar Atemzüge lang nur auf Ihren Atem, um ganz zu sich zu kommen.

(2) Stellen Sie sich dann vor, Sie würden die Intervention durchführen, vor der Sie zurückschrecken – zum Beispiel unterbrechen Sie eine Patientin in ihrem Gejammer, Sie konfrontieren sie mit ihrem mangelnden Therapiefortschritt oder Sie schlagen vor, eine Therapie nicht weiterzuführen. Stellen Sie sich diese Szene genauso vor, als würde sie gerade jetzt passieren. Stellen Sie sich vor, was Sie machen, und auch, wie die Patientin in Ihrer Fantasie reagiert. Notieren Sie den Ablauf der Szene:

....

....

....

....

(3) Achten Sie genau auf die Gefühle, die sich bei dieser Vorstellung entfalten. Wie geht es Ihnen damit? Was für Gefühle sind das? Können Sie sie benennen – vielleicht Schuld, Angst, Versagen, oder einfach nur Druck oder ein nicht recht zu benennendes Gefühl? Können Sie Ihre Gefühle irgendwo in Ihrem Körper lokalisieren? Spüren Sie genau hin. Notieren Sie die auftauchenden Gefühle:

....

....

....

....

Imagination: Welche Gefühle hindern Sie daran, die Patientin zu konfrontieren?

(4) Machen Sie nun eine Affektbrücke. Lassen Sie die aktuelle Fantasie vor Ihrem inneren Auge verschwinden und gehen Sie zurück in Ihrer Geschichte, bis in Ihre Kindheit. Wo »landen« Sie mit dieser Affektbrücke? Was passiert hier? Welche Gefühle hat Ihr jüngeres Ich hier? Können Sie jetzt besser nachvollziehen, woher die Gefühle kommen, die Sie gerade in der Therapie behindern?

....

....

....

....

Typische biografische Hintergründe emotionaler Blockaden auf therapeutischer Seite

- Depressive Mutter; Therapeutin als Kind fühlt sich verantwortlich und ggf. schuldig, wenn sie sich nicht um die Mutter kümmert → in der Therapie starke Verantwortungsübernahme und Schuldgefühle insbesondere bei Patientinnen mit Ähnlichkeit zur Mutter
- Generell Familienmitglied mit chronischer psychischer oder somatischer Erkrankung; frühe Verantwortungsübernahme für dieses Familienmitglied, Zurückstellen eigener Bedürfnisse → in der Therapie starke Verantwortungsgefühle insb. bei Patientinnen, die diesem Familienmitglied ähneln
- Auch schwierige Geschwister, z. B. gewalttätiger Bruder, können der Hintergrund für solche Gefühle sein; emotional einerseits Angst vor dem Bruder, andererseits übermäßige Verantwortungsübernahme (»Du musst dich um ihn kümmern, du bist doch die Vernünftige«) → in der Therapie einerseits Ängste vor narzisstischen oder aggressiven Patienten, andererseits geringe Fähigkeit zur Abgrenzung und ggf. auch Schuld- und Verantwortungsgefühle
- Familienmitglied (meist Elternteil) mit Suchterkrankung, eigene co-abhängige Muster mit Verleugnung der Erkrankung und Versuch, sie zu vertuschen → in der Therapie Vermeidung, Co-Abhängigkeit bei Patientinnen zu sehen, bzw. »Einstimmen« in das co-abhängige Klagelied
- Andere narzisstische oder aggressive Bezugspersonen, z. B. aggressive Mitschüler → in der Therapie Angst vor Patientinnen mit ähnlichen Mustern

AB 17 • T

Imaginatives Überschreiben gegen Angstgefühle

Diese Übung ist geeignet, Ängste zu lindern, die Sie erleben, wenn Sie planen, mit der Patientin etwas zu besprechen, worauf diese voraussichtlich nicht positiv reagieren wird. Sie beginnt wie die Imagination zur Erforschung Ihrer Gefühle oder auch die Imagination zur Reduktion von Schuld. Es schließt sich jedoch eine Phase an, in der Sie Ihre schwierige Erinnerung imaginativ überschreiben. In dieser Übung liegt der Schwerpunkt auf dem Gefühl der Angst.

(1) Machen Sie es sich für diese Übung bequem und kommen Sie zu sich.
(2) Stellen Sie sich vor, Sie würden die Intervention durchführen, die Sie vermeiden.
(3) Nehmen Sie die Gefühle genau wahr, die Sie dabei erleben – vermutlich vor allem Ängste.
(4) Gehen Sie über die Affektbrücke in Ihre Kindheit oder Jugend, in eine Situation, in der Sie die Ängste erlebt haben, die Ihnen heute noch zu schaffen machen. Ihr kleines Ich ist konfrontiert mit der Person, die Ihnen aggressiv oder bedrohlich begegnet ist. Vielleicht ein Familienmitglied, ein Elternteil oder Geschwister, vielleicht auch ein Schulkamerad oder eine Person, der Sie nur einmal begegnet sind.
(5) Fragen Sie sich: Was braucht Ihr kleines Ich in dieser Situation? Häufig wird es um Schutz und Sicherheit, aber natürlich auch um Liebe und Bindung gehen.
(6) Wie kann es Schutz erleben, so dass die Angst sich löst?
(7) Stellen Sie sich vor, wie Ihr kleines Ich in dieser Situation den Schutz und die Verteidigung erfährt, die es benötigt. Stellen Sie sich dafür eine Helferperson vor, die Ihr kleines Ich unterstützt – das sind vielleicht Sie als Erwachsene oder auch eine andere Person, bei der sich Ihr kleines Ich sicher und geborgen fühlen kann. Lassen Sie die Helferperson alles tun, was Ihr kleines Ich braucht, um sich gut zu fühlen. Seien Sie dabei völlig frei in Ihren Fantasien – das einzige Kriterium ist hier, dass die Szene sich für Ihr kleines Ich gut anfühlt.
(8) Wenn Sie Ihr kleines Ich in Sicherheit gebracht haben, stellen Sie sich zum Abschluss eine Szene vor, in der sich Ihr kleines Ich einfach nur wohl fühlt – vielleicht möchte Ihr großes Ich mit Ihrem kleinen Ich ein Eis essen gehen, den Spielplatz besuchen oder im Wald oder am Bach spazieren gehen … was immer sich für Ihr kleines Ich gut anfühlt!

Typische Szenen des imaginativen Überschreibens bei Angst

- Aggressiver Täter wird **verbal attackiert** durch Helferperson.
- Aggressiver Täter wird **ruhiggestellt**, z. B. durch Knebeln, in einen Glaskasten sperren, Festnahme durch Polizisten.
- Aggressiver Täter wird mit **Gegengewalt** überwältigt; hier können auch weitere Hilfspersonen, etwa Polizisten oder andere starke Helfer, aktiviert werden.
- Aggressiver Täter wird öffentlich **bloßgestellt**, z. B. wird auf dem Marktplatz mit den Vorwürfen konfrontiert, die ihm zu machen sind, wird nackt an eine Stange gebunden o. ä.
- Aggressiver Täter wird **eingesperrt** oder sogar **umgebracht.**

Wichtig bei dieser Vorstellungsübung ist, dass der Täter eindeutig überwunden werden muss. Dafür ist jede Fantasie geeignet, es gibt keine Tabus – die Gedanken sind frei!

Imaginatives Überschreiben gegen Schuld und übermäßige Verantwortungsgefühle

Diese Übung ist geeignet, Schuldgefühle und ein schlechtes Gewissen zu lindern, die Sie erleben, wenn Sie planen, mit der Patientin etwas zu besprechen, worauf diese voraussichtlich nicht positiv reagieren wird. Sie beginnt wie die Imagination zur Erforschung Ihrer Gefühle oder auch die Imagination zur Reduktion von Angst. Es schließt sich dann eine Phase an, in der Sie Ihre schwierige Erinnerung imaginativ überschreiben, und zwar mit einem Fokus darauf, wie sich die Schuld- und Verantwortungsgefühle lösen können.

(1) Machen Sie es sich für diese Übung bequem und kommen Sie zu sich.
(2) Stellen Sie sich vor, Sie würden die Intervention durchführen, die Sie vermeiden.
(3) Nehmen Sie die Affekte genau wahr, die Sie dabei erleben – es geht hier vor allem um Gefühle wie Schuld, ein schlechtes Gewissen, vielleicht auch Versagen oder Überforderung.
(4) Gehen Sie über die Affektbrücke in Ihre Kindheit oder Jugend, in eine Situation, in der Sie sich ebenfalls nicht wohl gefühlt haben. Lassen Sie Ihren Geist assoziativ sein und schauen Sie, wo Sie landen.
(5) Vermutlich ist Ihr kleines Ich in dieser Erinnerung konfrontiert mit einer Situation, in der es Verantwortung für andere Menschen trägt und in der es sich emotional überfordert fühlt. Häufig handelt es sich um Verantwortung für kranke, schwierige oder hilflose Familienangehörige, die ihre Rolle nicht mehr ausfüllen können und/oder von denen das ganze Familiensystem überfordert ist.

Typische biografische Szenen, die mit Schuldgefühlen und übermäßiger Verantwortung assoziiert sind

- Depressive oder anderweitig chronisch belastete Mutter oder andere Angehörige, die sich häufig zurückzieht, leidet, in der Versorgerrolle nicht zur Verfügung steht; das Kind fühlt sich verantwortlich dafür, dass es der Angehörigen gut geht.
- Co-Abhängigkeit: Suchtkranker Angehöriger, oft der Vater, dessen Erkrankung peinlich ist und verborgen werden muss; das Kind schämt sich für den Angehörigen und fühlt sich verantwortlich dafür, die Erkrankung zu vertuschen oder den Angehörigen vom Konsum abzuhalten.
- Schwieriges Geschwisterkind, häufig behinderter oder aggressiver Bruder, von dem das ganze System überfordert ist. Kind darf sich nicht über das Geschwisterkind beklagen, denn »Du bist doch die Vernünftige, du bekommst das schon hin«. Evtl. fühlt sich das Kind auch verantwortlich dafür, das Geschwisterkind zu regulieren und von seinem problematischen Verhalten abzuhalten.

Nicht selten tauchen die Schuldgefühle oder die übermäßige Verantwortung heute bei Patienten oder Patientinnen auf, die in irgendeiner Form dem Angehörigen ähneln, z. B. bei jüngeren Männern, wenn der Bruder schwierig war, oder bei älteren Frauen, wenn die Mutter schwierig war.

Imaginatives Überschreiben gegen Schuld und übermäßige Verantwortungsgefühle

(6) Fragen Sie sich: Was braucht Ihr kleines Ich in dieser Situation? Meist wird es darum gehen, nicht mehr überfordert von der Verantwortung für die andere Person zu sein, und auf die eigenen Bedürfnisse fokussieren zu dürfen. Möglicherweise geht es auch darum, die Illusion aufzugeben, dass die Situation durch eigenes Handeln zum Besseren gewendet werden kann.

(7) Stellen Sie sich vor, wie Ihr kleines Ich in der Situation von der Verantwortung entlastet wird. Dazu gehört in der Regel, andere Helfer zu etablieren, die diese Verantwortung übernehmen. Stellen Sie sich dafür eine Helferperson vor, die Ihr kleines Ich unterstützt – das sind vielleicht Sie selbst als gesunde Erwachsene. Vielleicht ist es aber auch eine andere erwachsene Person, die in diesem System Autorität hat – zum Beispiel ein Arzt, eine Therapeutin, ein Pfarrer oder eine Lehrerin. Seien Sie frei in Ihrer Fantasie – in solchen Bildern ist es dabei aber in der Regel wichtig, dass die schwache Person, für die die Verantwortung übernommen wird, nicht angegriffen, sondern in ihrem Leid verstanden und versorgt wird.

(8) Auch diese Szene können sie mit einem schönen Ausklang beenden, in dem Ihr kleines Ich sich entlastet fühlt und seine Bedürfnisse im Vordergrund stehen dürfen.

Notieren Sie nun Ihre Erfahrungen und auftauchende Gefühle während und nach der Imagination:

....

....

....

....

....

....

....

....

....

Imaginatives Überschreiben gegen Schuld und übermäßige Verantwortungsgefühle

Typische Szenen des imaginativen Überschreibens bei Schuldgefühlen

- Kranke Mutter bekommt erklärt, dass das Kind nicht in der Lage ist, ihr Problem zu lösen. Es wird andere Hilfe etabliert, z. B. ein Klinikaufenthalt oder ein Termin bei einer Therapeutin. Danach wird darauf fokussiert, welche Bedürfnisse das Kind gerade hat.
- Bei einem suchtkranken Angehörigen bekommt das Kind erklärt, dass seine Bemühungen um ein besseres Verhalten des Angehörigen zum Scheitern verurteilt sind; es wird offen besprochen, dass der Angehörige ein Suchtproblem hat und sich nichts ändern wird, wenn er nicht selbst Einsicht zeigt und Hilfe sucht. Sofern sich das Kind dafür schämt, wird besprochen, dass das nichts mit ihm zu tun hat.
- Bei einem behinderten oder schwierigen Geschwisterkind sind oft einfach alle überfordert. Dann geht es meist darum, Hilfe ins System zu bringen oder auch Ihr kleines Ich aus dieser Situation zu entfernen – etwa kein Zimmer mehr mit dem Geschwisterkind teilen oder nicht mehr mit ihm alleine sein zu müssen.

In dieser Vorstellungsübung kann das Motiv auftauchen, dass das Kind sehr stolz ist darauf, dass es sich kümmert, oder es kann – gerade bei Co-Abhängigkeit – die Intervention von außen abgelehnt werden. Dann ist es wichtig, dem Kind auch zu erklären, dass die Vorstellung, es könnte hier etwas retten, ganz klar eine Illusion ist, und dass es gar nichts retten kann. Diese Erkenntnis kann sich auch sehr traurig anfühlen oder eine etwas narzisstische Fantasie »zum Platzen bringen«. Solche Gefühle müssen validiert, aber auch ausgehalten werden.

AB 19 • T

Imagination »Tierübung« gegen Ängste und Unsicherheit

Diese hypnotherapeutische Übung eignet sich besonders gut gegen schwache, verletzliche Gefühle wie Ängste, Unsicherheit oder das Gefühl, bedeutungslos zu sein und übersehen zu werden. Sie kann auch zur Stärkung des (therapeutischen) Selbstwerts eingesetzt werden.

(1) Machen Sie es sich bequem und schließen Sie die Augen. Versetzen Sie sich in das Gefühl, um das es geht – Ihre Ängste, Ihre Unsicherheit, Ihr schlechter Selbstwert. Wie fühlen sich diese Gefühle an, wo im Körper können Sie das spüren?

(2) Und jetzt stellen Sie sich ein Tier vor, das genau zu diesen Gefühlen passt. Das wird meist ein schwaches, kleines, hilfloses Tier sein, etwa ein kleiner Wurm, ein zerzauster Vogel oder ein ängstliches Mäuschen. Wichtig ist aber vor allem, dass Ihr Bild zu Ihren Gefühlen passt.

(3) Und dann stellen Sie sich als nächstes ein Tier vor, das diese Probleme niemals hätte. Das ist dann sicherlich ein starkes, mutiges und selbstbewusstes Tier … vielleicht ein starker Löwe, ein Adler oder eine mutige Katze. Es kann aber auch etwas anderes sein, Ihre Fantasie ist frei. Stellen Sie dieses Tier jetzt ganz genau vor.

(4) Im nächsten Schritt lassen Sie die beiden Tiere bitte miteinander in Kontakt treten. Das schwache Tier berichtet dem starken Tier von seinen Schwierigkeiten und das starke Tier tröstet und unterstützt das schwache Tier. Es hilft ihm, seine Probleme zu überwinden … wie kann das gehen? Stellen Sie sich das vor Ihrem inneren Auge genau vor – das schwache Tier wird vom starken Tier beschützt und gestärkt … Spüren Sie genau, wie sich das für das schwache Tier anfühlt, wenn es seine Schwächen überwinden darf.

(5) Überlegen Sie, wie Sie die starken, sicheren Gefühle des starken Tiers in Ihren Alltag mitnehmen können. Diese Gefühle und Empfindungen sind auch ein Teil von Ihnen, und Sie sind fähig, sie zu spüren.

Möglichkeiten zum Transfer der starken Gefühle in den Alltag

- Bild des starken Tieres als Hintergrund auf dem Handy oder dem Desktop
- Bild oder Figur des starken Tieres im Alltag
- Affirmation und/oder Bewegung, z. B. sich gerade aufrichten, tief durchatmen und sich sagen »Ich kann das!«
- Suche nach einem Lied oder Musikstück, das diese Stärke ausdrückt
- (Wieder-)Aufnahme einer Aktivität, die mit dieser Stärke assoziiert ist, etwa ein Hobby, Kontakt zu bestimmten Personen, oder einfach mehr Fokus auf eigene Bedürfnisse

Imagination zur Transformation von negativen Gefühlen

Diese hypnotherapeutische Übung eignet sich gegen alle Arten von negativen, problematischen Gefühlen – Ängste, Unsicherheit, geringer Selbstwert, aber auch Schuld, Druck oder Perfektionismus. Auch ganz diffuse Gefühle können hier adressiert werden, bekommen ein Bild und werden imaginativ aufgelöst.

(1) Machen Sie es sich bequem und schließen Sie die Augen. Versetzen Sie sich in das Gefühl, um das es geht – vielleicht Ängste oder Unsicherheit, vielleicht das Gefühl nicht gesehen zu werden, vielleicht auch eher Druck oder Schuld. Möglicherweise können Sie die Gefühle auch gar nicht recht benennen, das ist in Ordnung. Spüren Sie, wo im Körper Sie diese Gefühle erleben.

(2) Und jetzt stellen Sie sich ein Bild vor, das genau zu diesen Gefühlen passt. Das kann absolut fantastisch sein, lassen Sie Ihrer Fantasie freien Lauf. Hauptsache, dieses Bild – ein Gegenstand oder eine Szene – drückt Ihre Gefühle aus. Versetzen Sie sich in dieses Bild und lassen Sie es gut auf sich wirken.

(3) Überlegen Sie als nächstes, welches Bild, welcher Gegenstand oder welche Szene Sie eigentlich bräuchten. Lassen Sie auch hier wieder Ihrer Fantasie freien Lauf.

(4) Wenn Sie dieses Bild gefunden haben, dann stellen Sie sich vor, wie sich das Bild der schwachen Gefühle verwandelt und in das Bild für die Gefühle transformiert, die Sie brauchen. Stellen Sie sich das in allen Details vor, gerne mehrfach.

(5) Verbleiben Sie am Ende der Übung noch eine Weile in der starken, guten Vorstellung. Überlegen Sie, ob es eine Möglichkeit gibt, diese Vorstellung und diese Gefühle in Ihren Alltag mitzunehmen.

Mögliche Bilder

- Für das negative Gefühl:
  - schwache Pflanzen, etwa Mauerblümchen, zertretener Löwenzahn
  - vernachlässigte Alltagsgegenstände, etwa verdreckter Lappen, Fußabstreifer, Asche im Aschenkasten
  - unangenehme Räume, etwa eine muffige verschlossene dunkle Hütte
  - schwache Tiere
- Für das positive Gefühl:
  - starke, fest verwurzelte Bäume
  - starke, schöne Pflanzen, etwa blühender Rosenbusch
  - Bilder mit viel Raum, etwa Wolke, offener Himmel, Gebäude mit offenen Räumen

Wenn Sie diese Übung etwa in der Supervision durchführen und Ihrer Klientin kein Bild einfällt, machen Sie einfach irgendwelche absurden Vorschläge, das bringt die Fantasie in Gang.

Notieren Sie nun Ihre Erfahrungen und auftauchenden Gefühle während und nach der Imagination:

....

....

....

Imagination »Verantwortung wegschicken« gegen Schuldgefühle und übermäßige Verantwortungsübernahme

Diese Imaginationsübung eignet sich gut, wenn Sie sich so verantwortlich für Ihre Patientin fühlen, dass Sie regelrechte Schuldgefühle entwickeln, wenn es ihr nicht gut geht oder sie in der Therapie keine Fortschritte macht. Die Idee dahinter ist, dass die Schuldgefühle durch die übergroße Verantwortung entstehen. Durch die imaginative Entlastung von der Verantwortung lösen sich auch Gefühle von Schuld oder Druck auf.

(1) Lehnen Sie sich einen Moment zurück, schließen Sie die Augen, entspannen Sie ein wenig. Und dann versetzen Sie sich in eine Situation hinein, in der Sie Ihre Verantwortung für eine Patientin besonders stark spüren – diese Verantwortung setzt Sie unter Druck und löst womöglich Schuldgefühle aus. Spüren Sie in diese Gefühle genau hinein.

(2) Stellen Sie sich nun die Last der Verantwortung ganz bildlich vor, zum Beispiel als Paket, als Klotz, als schwerer Wackerstein. Wie sieht Ihre Verantwortung, diese große Last aus?

(3) Und jetzt packen Sie bitte dieses Bild – das Paket, den Stein, was auch immer Sie sich vorstellen – in eine Kiste oder einen anderen Behälter, der diese Last gut aufnehmen kann. Denn Sie müssen diese Verantwortung nicht tragen – die Patientin ist für ihr Leben selbst verantwortlich, Sie dürfen die Verantwortung dafür abgeben und wegpacken.

(4) Stellen Sie nun in Ihrer Vorstellung die Kiste oder den Behälter mit Ihrer Verantwortung auf ein Segelschiff. Stellen Sie sich vor, wie auf dem Segelschiff die Taue gelöst und die Segel gesetzt werden. Langsam nimmt das Segelschiff Fahrt auf und trägt die Last Ihrer Verantwortung davon ….

(5) Spüren Sie, wie leicht Sie sich auf einmal fühlen, ohne diese Last auf Ihren Schultern, die jetzt auf dem Schiff in Richtung Ozean unterwegs ist … Und spüren Sie, wie auch Gefühle von Druck oder Schuld dadurch viel leichter werden und mit der Zeit ganz verschwinden …

Notieren Sie nun Ihre Erfahrungen und auftauchende Gefühle während und nach der Imagination:

....

....

....

....

Kognitive Arbeit mit übermäßiger Schuld und Verantwortung: Pro und Contra

Wenn Sie sich für eine Patientin übermäßig verantwortlich fühlen und womöglich Schuldgefühle erleben, wenn Sie etwas tun, womit sich diese Patientin nicht unmittelbar wohl fühlt, dann sollten Sie einmal die Angemessenheit dieser Schuldgefühle hinterfragen. In dieser Übung machen Sie das auf dem kognitiven Weg – Sie sammeln Argumente, die jeweils für und gegen das therapeutische Vorgehen sprechen, das bei Ihnen diese unangenehmen Gefühle auslöst. Inhaltlich überschneidet sich diese Übung stark mit der nächsten Übung, in der es mehr darum geht, ins Erleben zu kommen und einen starken Affekt gegen die Schuld aufzubauen. Sie können Ihre Pro- und Contra-Argumente gerne auch schriftlich sammeln.

<table>
<tr><td colspan="2">Intervention (z. B. Konfrontation einer Patientin mit ihrer Passivität)</td></tr>
<tr><td colspan="2">Gefühle, die diese Intervention bei Ihnen auslöst (z. B. Schuld)</td></tr>
<tr><td>Argumente, die dafür sprechen, diesem Gefühl zu folgen und die Intervention nicht durchzuführen</td><td>Argumente, die dagegen sprechen, diesem Gefühl zu folgen und die Intervention durchzuführen</td></tr>
<tr><td>▶ (z. B. die Patientin fühlt sich dann unwohl)
▶ (z. B. ich fühle mich dann schuldig)
▶ …</td><td>▶ (z. B. die Patientin bleibt sonst auf der Stelle stehen)
▶ (z. B. es ist mein Job als Therapeutin)
▶ …</td></tr>
</table>

Kognitive Arbeit mit übermäßiger Schuld und Verantwortung: Pro und Contra

Typische Argumente für und gegen solche Schuldgefühle

Argumente für die Schuld- und Verantwortungsgefühle und gegen die Intervention:

- Die Patientin muss dann weinen.
- Die Patientin fühlt sich dann schlecht.
- Die Patientin ist eh schon so alleine und hat niemanden, der nett zu ihr ist; da kann ich sie nicht auch noch frustrieren.
- Wenn die Patientin sich bei mir schlecht fühlt, kommt sie nicht wieder.
- Ich kann es nicht aushalten, wenn die Patientin sich schlecht fühlt.
- Ich will die Hoffnung nicht aufgeben, dass es der Patientin irgendwann doch noch besser geht, wenn ich mich einfach ganz doll um sie bemühe.
- Die Patientin ist so passiv, weil ich eine schlechte Therapeutin bin; ich muss irgendetwas besser machen, dann ändert sie sich auch.
- Die Patientin wird mir Vorwürfe machen, wenn sie sich bei mir einmal nicht gut fühlt.

Argumente gegen die Schuld- und Verantwortungsgefühle und für die Intervention:

- Die Patientin ist hier, um ihre Probleme zu lösen; wenn ich ihre Probleme erkenne und sie nicht darauf hinweise, helfe ich ihr nicht.
- Die Patientin hat deshalb niemanden in ihrem Leben, weil sie sich so verhält, wie sie das bei mir tut. Ich helfe ihr am meisten, wenn ich das mit ihr so bespreche.
- Um sich zu verändern, muss sich die Patientin mit einem Thema auseinandersetzen, das nicht angenehm ist. Ich kann nicht erwarten, dass sie sich damit die ganze Zeit gut fühlt.
- Es gibt Patientinnen, die verändern sich nicht durch Therapie; das ist nicht meine Schuld, sondern eine Tatsache.
- Wenn es darauf hinausläuft, dass der Patientin mit Therapie nicht geholfen werden kann, sollte ich ohnehin keine weitere Therapie mehr anbieten – das nimmt anderen Menschen mit Bedarf die Ressourcen weg und belässt die Patientin nur in ihrer Illusion, sie »tue selbst ja schon alles, was sie tun könne«.
- Als Therapeutin habe ich mit schwierigen Menschen zu tun, die auch passiv-aggressiv, vorwurfsvoll oder in anderer Art schwierig sein können. Es ist nötig, dass ich das aushalte und damit arbeite.

Stuhldialog bei übermäßiger Schuld- und Verantwortungsübernahme

In dieser Übung geht es darum, Ihre übermäßigen Gefühle von Schuld und Verantwortung zu hinterfragen, wenn Sie merken, dass Sie bei einer Patientin eine Intervention vermeiden, weil die Patientin sich damit nicht wohl fühlen könnte. Im Unterschied zur kognitiven Pro- und Contra-Übung ist der Fokus hier aber, Ihre Gefühle auch emotional möglichst stark zu erleben und vor allem die Affekte zu verstehen, die Sie blockieren. Genauso geht es natürlich darum, einen starken, selbstbewussten Affekt aufzubauen, der es Ihnen ermöglicht, sich nicht mehr von der Schuld »ausbremsen« zu lassen.

(1) Stellen Sie zwei Stühle auf: Einen für den Anteil in Ihnen, der sich schuldig und übermäßig verantwortlich für Ihre Patientin fühlt (»Schuldstuhl«); der andere repräsentiert die Seite in Ihnen, die weiß, dass die Intervention, die Sie planen, eigentlich richtig ist (»gesunde erwachsene Therapeutin«).

(2) Nehmen Sie nun abwechselnd auf den beiden Stühlen Platz und drücken Sie auf beiden Stühlen den Affekt aus, den Sie dort erleben. Fokussieren Sie vor allem auf Ihre Gefühle, nicht so sehr auf die Argumente, die für oder gegen die Intervention sprechen.

(3) Das Ziel dieses Stuhldialoges ist es, dass der »gesunde erwachsene Stuhl« die Oberhand bekommt und Sie das Selbstbewusstsein und die Sicherheit entwickeln, die es Ihnen ermöglichen, Ihre Schuld und übermäßige Verantwortung hinter sich zu lassen. Falls sich das nicht ohnehin ganz automatisch in diese Richtung entwickelt, können Sie auf Ihrem »gesunden Therapeutinnen-Stuhl« z. B. eine innerlich vorgestellte Kollegin als Modell zur Hilfe nehmen, von der Sie wissen, dass Sie diese Seite gut repräsentiert und sich längst nicht so schuldig fühlen würde wie Sie selbst. Es sollte ein Modell sein, das Sie für eine gute Therapeutin halten!

Notieren Sie nun Ihre Erfahrungen und auftauchende Gefühle während und nach dem Stuhldialog:

....

....

....

....

....

....

Wenn es Ihnen schwerfällt, diesen Stuhldialog alleine durchzuführen, nehmen Sie ihn mit in die Supervision oder Intervision. Zum einen werden Sie dort hoffentlich Unterstützung bekommen, die es Ihnen ermöglicht, stärker die »gesunde Therapeutin« zu erleben. Zum anderen wird es Sie validieren, wenn Sie dort erleben, dass die meisten Kolleginnen diese Gefühle gut kennen und alle immer wieder mit diesen Herausforderungen zu kämpfen haben.

Stuhldialog bei übermäßiger Schuld- und Verantwortungsübernahme

Typische Sätze oder Affekte der beiden Stühle

Typische Sätze des Schuld- oder Verantwortungsstuhls:

- Ich bin eine Versagerin, wenn sich die Patientin schlecht fühlt.
- Ich kann es nicht ertragen, wenn sich ein Mensch schlecht fühlt, der mir anvertraut ist.
- Es wird in irgendeiner Form gefährlich, wenn sich die Patientin schlecht fühlt, z. B. wird die Patientin suizidal oder sie macht mir schwere Vorwürfe.
- Ich bin überfordert, wenn sich die Patientin schlecht fühlt.

Typische Sätze des gesunden Therapeutinnen-Stuhls:

- Es ist mein Job, mit der Patientin ihre wichtigen Themen zu besprechen; es ist normal, dass sich Menschen bei solchen Themen auch mal schlecht fühlen.
- Wenn die Patientin nur mit Vorwürfen reagiert und sich nicht reflektieren möchte, macht weitere Therapie womöglich ohnehin keinen Sinn mehr und sollte auch nicht stattfinden.
- Es ist meine professionelle Pflicht, die Patientin auf ihre wichtigsten Themen anzusprechen.
- Es ist auch meine Pflicht abzuschätzen und ggf. angemessen zu kommunizieren, wenn eine Weiterführung der Therapie keinen Sinn macht.
- Es ist wichtig, dass ich auch negative Gefühle aushalte, um ein breites Handlungsspektrum in meinem Beruf zu haben.
- Negative Gefühle bei Patientinnen sind in einem gewissen Rahmen normal.

Wie Sie sich denken können, haben die Sätze des Schuldstuhls häufig einen starken biografischen Bezug. Es ist möglicherweise sinnvoll, dazu auch weiter zu arbeiten.

AB 24 • T

Stuhldialog bei Co-Abhängigkeit zur Aufgabe von Illusionen

Diese Übung ist für Sie geeignet, wenn es Ihnen besonders schwerfällt, Patientinnen mit co-abhängigen Mustern zu konfrontieren. Das kann häufig auch einen eigenen biografischen Hintergrund haben, etwa wenn man selbst mit einem suchtkranken oder auch in anderer Form psychisch kranken Elternteil aufgewachsen ist und als Kind den Appell erlebt hat (oder vielleicht heute noch erlebt), sich um den erkrankten Angehörigen zu kümmern oder das Problem zu regulieren oder zu vertuschen.

In der Übung geht es darum, die Hürden zu erleben und zu überwinden, die es Ihnen schwermachen. Es sollen insbesondere die eigenen Affekte, die damit zusammenhängen, möglichst intensiv erlebt und letztlich die Seite in Ihnen gestärkt werden, die weiß, dass sie der Patientin nur helfen kann, wenn sie versucht, ihr die Augen für die Co-Abhängigkeit zu öffnen.

(1) Stellen Sie zwei Stühle auf: Einen für den Anteil in Ihnen, der am liebsten die Illusion der Patientin teilen möchte und möglicherweise selbst Co-Abhängigkeit kennt (»co-abhängiger Stuhl«); der andere steht für die Seite in Ihnen, die weiß, dass die Patientin sich mit ihrer Co-Abhängigkeit auseinandersetzen muss (»gesunde erwachsene Therapeutin«).
(2) Nehmen Sie nun abwechselnd auf den beiden Stühlen Platz und drücken Sie auf beiden Stühlen den Affekt aus, den Sie dort erleben. Fokussieren Sie vor allem auf Ihre Gefühle, nicht so sehr auf die Argumente, die für oder gegen die Intervention sprechen. Dabei geht es in aller Regel darum, dass der co-abhängige Stuhl einfach weiter co-abhängig bleiben will und weiterhin glauben mag, dass sich die Situation bzw. der Angehörige durch eigenes Zutun verbessern lässt – wohingegen der gesunde Stuhl darauf pocht, dass das eine Fehlannahme ist und die Realität anders aussieht.
(3) Das Ziel dieses Stuhldialogs ist es, dass der »gesunde erwachsene Stuhl« die Oberhand bekommt und spürt, dass die co-abhängige Seite ein Irrweg ist, den Sie nicht weiter verfolgen und den Sie der Patientin auch nach Möglichkeit als solchen zeigen sollten. Auch hier können Sie auf ein innerlich vorgestelltes Modell zurückgreifen – also etwa eine Freundin oder Kollegin, die für Sie stark für diese Seite steht und an der Sie sich gerne orientieren.

Bedenken Sie, dass es hier weniger um den Aufbau von Selbstbewusstsein oder Sicherheit geht, wie bei der Arbeit gegen Ängste und Schuld, sondern vielmehr auch um die Aufgabe von Illusionen – in diesem Fall die co-abhängige Illusion, dass sich der erkrankte Angehörige durch den eigenen Einfluss ändern könne. Die Aufgabe von Illusionen geht oft mit Trauer einher, denn diese Einsicht ist einfach traurig. Diese **Trauer braucht Ihren Raum** – Sie sollten nicht versuchen, Sie möglichst schnell wegzuregulieren oder durch ein anderes Gefühl zu ersetzen.

Merke

Nur wenn Sie die Traurigkeit annehmen, die in Ihnen ausgelöst wird, wenn Sie sich von einer Illusion verabschieden, können Sie die Illusion auch wirklich nachhaltig ziehen lassen.

Umgang mit dem Thema »eigene Grandiosität« (Stuhldialog)

Manchmal haben Therapeutinnen keinen Blick für schwierige Therapieverläufe oder Nonresponse, weil sie einfach nicht davon ausgehen, dass ihnen ein Misserfolg passieren könnte. In manchen Fällen mag das an echtem therapeutischem Narzissmus liegen, wahrscheinlicher handelt es sich um die noch etwas naive Überzeugung von Novizinnen, dass Psychotherapie immer helfen kann. Diese Überzeugung wird ja auch durch die Tendenz in der Therapieausbildung gefestigt, das Thema »Nonresponse« nahezu vollständig auszuklammern.

Insofern ist diese Übung ein Stuhldialog, den Sie als erfahrene Therapeutin vielleicht am ehesten mit Supervisandinnen zu Beginn ihrer Karriere anwenden können. Das Ziel ist die Einsicht, dass man mit psychotherapeutischen Methoden gute Mittel an der Hand hat, die allerdings längst nicht jedem helfen – und dass es vermessen wäre anzunehmen, jede Patientin »retten« zu können, auch wenn diese z. B. schon vielfache therapeutische Versuche ohne Besserung durchgemacht hat.

(1) Stellen Sie zwei Stühle auf: Einen für den Anteil in Ihnen (oder Ihrer Supervisandin), der davon überzeugt ist, jeder Patientin helfen oder ihn gar »retten« zu können, ungeachtet negativer Prädiktoren (»grandioser Stuhl«); der andere steht für die Seite, die weiß (oder gerade lernt), dass Psychotherapie zwar häufig helfen kann, aber längst nicht immer (»gesunde erwachsene Therapeutin«).

(2) Nehmen Sie nun abwechselnd auf den beiden Stühlen Platz und drücken Sie auf beiden Stühlen den Affekt aus, den Sie dort erleben. Fokussieren Sie auf Ihre Gefühle, aber – gerade, wenn es sich um eine therapeutische Novizin handelt, die einfach noch nicht viel Erfahrung in der Einschätzung von Nonresponse hat – auch auf die Argumente, die auf dem jeweiligen Stuhl gebracht werden können. Typischerweise werden Sie sich auf dem »grandiosen Stuhl« sagen hören, dass Sie alles noch etwas besser machen müssen, um das gewünschte Ziel zu erreichen; und der »gesunde Stuhl« wird eher lakonisch entgegnen, dass es einfach Situationen gibt, in denen kann man alles geben und sich sogar »auf den Kopf stellen und mit den Füßen wackeln«, aber es wird doch zu nichts führen.

(3) Das Ziel dieses Stuhldialogs ist es, dass der »gesunde erwachsene Stuhl« versteht und lernt, dass es Patientinnen geben kann, mit denen die Therapie scheitert. Das ist ganz normal und kein Zeichen von Versagen; es ist allerdings ein Gesetz, dass sich auch durch eine grandiose eigene Erfolgserwartung nicht außer Kraft setzen lässt. Auch hier können Sie wieder auf ein innerlich vorgestelltes Modell zurückgreifen – also etwa eine Kollegin, die einen sehr realistischen Blick auf Psychotherapie hat und für die es kein Zeichen von Versagen ist, wenn einer Patientin von ihr durch Psychotherapie nicht zu helfen ist.

Notieren Sie nun Ihre Erfahrungen und auftauchende Gefühle während und nach dem Stuhldialog:

....

....

....

....

....

Umgang mit dem Thema »eigene Grandiosität« (Stuhldialog)

Beobachten Sie genau, von welchem Affekt es begleitet wird, wenn sich der »gesunde Stuhl« allmählich durchsetzt. Manchmal ist das einfach nur mit Erleichterung und Entlastung verbunden – »Ach so, es kann sein, dass alles nichts hilft, das war mir gar nicht klar, wie gut, das zu wissen!« In solchen Fällen geht es tatsächlich einfach nur darum, als therapeutische Novizin allmählich ein gutes Urteil zu erlernen. Möglicherweise spüren Sie aber auch mehr Widerstand – »Ich will das nicht akzeptieren, dass es nicht in meiner Hand liegt, alle Patientinnen zum Erfolg zu führen.« Dann kann es sich doch um eine persönliche Dynamik der Therapeutin handeln, die möglicherweise mit echter Grandiosität, vielleicht aber auch eher mit dem Vermeiden von Schuldgefühlen oder dem Festhalten an Illusionen zu tun hat. Diesem Muster sollten Sie dann vielleicht noch etwas genauer nachgehen.

Möglicher Dynamik »hinter der Grandiosität« nachgehen

Wenn Sie den Eindruck haben, dass Sie (oder Ihre Supervisandin) an der grandiosen Überzeugung festhalten möchte, obwohl der gesunde Stuhl eindeutig die besseren Argumente hat, dann können Sie einen Blick »hinter dieses Muster« werfen z. B. durch die einfache Frage, was denn wäre, wenn der grandiose Stuhl nicht recht hätte. Sehr häufig kommt dann unmittelbar der dahinterstehende Affekt zum Vorschein, meist Schuld (»Das könnte ich nicht aushalten, dann geht es der Patientin ja wegen mir schlecht«) oder auch das Festhalten an (möglicherweise co-abhängigen) Illusionen (»Das macht mich total traurig, die Vorstellung, dass es bei jemandem nicht helfen könnte«).

Diesen Affekt können Sie dann als dritten Stuhl mit in den Stuhldialog stellen und die Diskussion gewissermaßen hier weiterführen. Dabei können Sie auf die Strategien in den beiden vorhergehenden Übungen zurückgreifen.

Umgang mit realer eigener therapeutischer Abhängigkeit

Wir setzen voraus, dass Sie als Therapeutin die Freiheit haben, Ihre Arbeit so zu gestalten, wie Sie dies für richtig halten. Das ist zum Glück meistens der Fall – auch wenn Sie nicht in eigener Praxis, sondern etwa in einem Klinik-Team arbeiten, ist es in der Regel gut möglich, sich z. B. über maligne narzisstische Patientinnen mit »Red Flags« auszutauschen und gemeinsam zu planen, wie eine drohende Eskalation möglichst klein gehalten werden kann. Häufig ist es ausgesprochen angenehm und entlastend, ein stützendes Team im Rücken zu haben und mit schwierigen Patientinnen nicht alleine zu sein.

Allerdings gibt es gelegentlich auch Situationen oder berufliche Positionen, auf die dies leider nicht zutrifft. Hintergrund sind möglicherweise finanzielle Interessen, etwa wenn eine Klinik für Privatpatientinnen darauf ausgerichtet ist, möglichst lange stationäre Behandlungszeiten anzubieten. Ein anderer möglicher Hintergrund sind Vorgesetzte, die selbst die hier diskutierten negativen prognostischen Faktoren oder Red Flags nicht anerkennen, vielleicht weil sie auch selbst eine übermäßig grandiose Kompetenzüberzeugung haben (und sich mindestens im ersten Schritt auch nicht unbedingt persönlich mit diesen Fällen auseinandersetzen müssen …). Dann kann es passieren, dass Sie angewiesen werden, Patientinnen ein Behandlungsangebot zu machen, das Sie eigentlich nicht sinnvoll oder – im Fall von Red Flags – womöglich sogar schädlich oder potenziell gefährlich finden.

Wichtig

Für manche Situationen gibt es keine guten Lösungen. Sie können versuchen, sich möglichst uninteressant zu machen, eine eventuelle narzisstische Kollusion zwischen der Patientin und Ihrer Institution so wenig wie möglich mitzumachen oder auch im Team immer wieder auf die Grenzen und Probleme beim jeweiligen Fall hinzuweisen. Allerdings laufen Sie dann natürlich Gefahr, zur »Spaßverderberin« zu werden, und bekommen zusätzlich zum Ärger mit der Patientin womöglich auch noch Ärger mit Ihrer Chefin …

Hier sitzen Sie einfach in einer Falle, die bei malignen Fällen auch keine noch so gute Supervisorin wird lösen können. Perspektivisch wird es irgendwann vermutlich wichtig werden abzuwägen, welche Vorteile diese Position für Sie mit sich bringt und ob dies die Nachteile solcher Behandlungsverläufe aufwiegen kann.

Umgang mit Scheitern und hoffnungslosen Fällen

Auf diesem Informationsblatt geht es darum, wie Sie das Scheitern, das mit solchen schwierigen Verläufen ja unvermeidlich verbunden ist, gut verarbeiten und integrieren können.

Radikale Akzeptanz
Letztlich hilft hier nur radikale Akzeptanz. Es gibt diese schwierigen Verläufe, sie sind ganz normal und viel häufiger, als wir das gemeinhin annehmen. Es hat keinen Zweck, darüber jedes Mal in Grübelschleifen zu verfallen oder sich zutiefst in Frage zu stellen. Wenn Sie das ganz selbstverständlich akzeptieren, wird es Sie immer weniger belasten und einfach ein normaler Teil Ihres beruflichen Alltags werden. So eine akzeptierende Haltung hat zudem den Vorteil, dass sie es Ihnen einfacher macht, Patientinnen mit schwierigen Verläufen rasch zu identifizieren und die Therapie dann so knapp wie möglich zu halten. Damit entlasten Sie sich, das Gesundheitssystem und häufig auch die Patientin.

Negative Gefühle akzeptieren
Es ist zudem nicht zu vermeiden, dass Sie im Zusammenhang mit solchen Patientinnen negative Gefühle erleben. Wenn eine Patientin Ihnen Vorwürfe macht, sich bei Ihrer Chefin beschwert, stark jammert oder mit Suizidalität droht, das sind einfach emotional belastende Situationen. Sie dürfen nicht von sich erwarten, dass Sie das völlig kalt lässt. Aber vielleicht hilft es sich klarzumachen, dass es in jedem Beruf solche belastenden Situationen gibt – wenn in der medizinischen Versorgung Menschen sich nicht bessern oder sogar sterben, wenn im Verkauf ein Deal platzt, wenn ein Antrag auf Forschungsförderung abgelehnt wird … Misserfolge fühlen sich niemals gut an, aber diese Gefühle gehen auch vorüber.

Selbstmitgefühl und Selbstfürsorge üben
Üben Sie Selbstmitgefühl, wenn Sie spüren, dass so eine Situation Sie belastet. Lassen Sie Ihre Gefühle zu, spüren Sie ihnen nach und gestehen Sie sich zu, dass Sie diese Gefühle jetzt erleben und dass Sie dadurch belastet sind. Verdeutlichen Sie sich aber auch, dass solche Gefühle eine sehr universale Erfahrung sind und jeder Mensch sie schon erlebt hat. Dadurch können Sie trotz Ihrer negativen Stimmung Verbundenheit fühlen und sind weniger alleine mit Ihren Gefühlen. Schließlich sollten Sie dann aber auch überlegen, was Ihnen vielleicht helfen und in der aktuellen Situation guttun kann – vielleicht ein entlastendes Gespräch mit einer Kollegin oder auch einfach etwas Ablenkung.

Literatur

Anderson, T., Ogles, B. M., Patterson, C. L., Lambert, M. J. & Vermeersch, D. A. (2009). Therapist effects: Facilitative interpersonal skills as a predictor of therapist success. Journal of Clinical Psychology, 65(7), 755–768.

Borkenau, P. & Ostendorf, F. (1993). NEO-Fünf-Faktoren-Inventar (NEO-FFI) nach Costa und McCrae. Göttingen: Hogrefe.

Cuijpers, P., Karyotaki, E., Ciharova, M., Miguel, C., Noma, H. & Furukawa, T. A. (2021). The effects of psychotherapies for depression on response, remission, reliable change, and deterioration: A meta-analysis. Acta Psychiatrica Scandinavica, 144(3), 288–299.

Gumz, A., Longley, M., Schestag, L., Hirschmeier, C., Derwahl, L., Weinreich, J., Göttke, T., Höltermann, F., Koch, T., Freund, K., Geist, M., Schlipfenbacher, C. & Kästner, D. (2020). Die »Facilitative interpersonal skills«-Übung – Messen therapeutischer Kompetenz mit der deutschsprachigen Version. Psychotherapeut, 65, 465–474.

Hegarty, B. D., Marceau, E. M., Gusset, M. & Grenyer, B. F. S. (2020). Early treatment response in psychotherapy for depression and personality disorder: Links with core conflictual relationship themes. Psychotherapy Research: Journal of the Society for Psychotherapy Research, 30(1), 112–123.

Hilbert, K., Jacobi, T., Kunas, S. L., Elsner, B., Reuter, B., Lueken, U. & Kathmann, N. (2021). Identifying CBT non-response among OCD outpatients: A machine-learning approach. Psychotherapy Research: Journal of the Society for Psychotherapy Research, 31(1), 52–62.

Kelly, J. F., Humphreys, K. & Ferri, M. (2020). Alcoholics Anonymous and other 12-step programs for alcohol use disorder. The Cochrane Database of Systematic Reviews, 3, CD012880.

Kvam, S., Kleppe, C. L., Nordhus, I. H. & Hovland, A. (2016). Exercise as a treatment for depression: A meta-analysis. Journal of Affective Disorders, 202, 67–86.

Linden, M. (2017). Verbitterung und posttraumatische Verbitterungsstörung. Göttingen: Hogrefe.

Melchior, H., Schulz, H., Kriston, L., Hergert, A., Hofreuter-Gätgens, K., Bergelt, C., Morfeld, M., Koch, U. & Watzke, B. (2016). Symptom change trajectories during inpatient psychotherapy in routine care and their associations with long-term outcomes. Psychiatry Research, 238, 228–235.

Miller, W., & Rollnick, S. (2015). Motivierende Gesprächsführung: Motivational Interviewing (3. Aufl.). Freiburg: Lambertus.

Reuter, L., Munder, T., Altmann, U., Hartmann, A., Strauss, B. & Scheidt, C. E. (2016). Pretreatment and process predictors of nonresponse at different stages of inpatient psychotherapy. Psychotherapy Research: Journal of the Society for Psychotherapy Research, 26(4), 410–424.

van Calker, D., Zobel, I., Dykierek, P., Deimel, C. M., Kech, S., Lieb, K., Berger, M. & Schramm, E. (2009). Time course of response to antidepressants: Predictive value of early improvement and effect of additional psychotherapy. Journal of Affective Disorders, 114(1–3), 243–253.

Van, H. L., Dekker, J., Peen, J., van Aalst, G. & Schoevers, R. A. (2008). Identifying patients at risk of complete nonresponse in the outpatient treatment of depression. Psychotherapy and Psychosomatics, 77(6), 358–364.

Van, H. L., Schoevers, R. A., Kool, S., Hendriksen, M., Peen, J. & Dekker, J. (2008). Does early response predict outcome in psychotherapy and combined therapy for major depression? Journal of Affective Disorders, 105(1–3), 261–265.

Wampold, B. E. & Flückiger, C. (2023). The alliance in mental health care: Conceptualization, evidence and clinical applications. World Psychiatry: Official Journal of the World Psychiatric Association (WPA), 22(1), 25–41.

Woodbridge, J., Reis, S., Townsend, M. L., Hobby, L. & Grenyer, B. F. S. (2021). Searching in the dark: Shining a light on some predictors of non-response to psychotherapy for borderline personality disorder. PloS One, 16(7), e0255055.